リハベーシック

生物学・生体防御学

内山　靖・藤井浩美・立石雅子　編

医歯薬出版株式会社

執筆者一覧

編集者

内山《うちやま》　靖《やすし》　名古屋大学大学院医学系研究科予防・リハビリテーション科学創生理学療法学

藤井《ふじい》　浩美《ひろみ》　山形県立保健医療大学保健医療学部作業療法学科

立石《たていし》　雅子《まさこ》　日本言語聴覚士協会

執筆者(執筆順)

藤井　浩美　同上

小林《こばやし》　裕人《ひろと》　山形大学医学部解剖学第一講座

亀高《かめたか》　諭《さとし》　名古屋大学大学院医学系研究科バイオメディカルイメージング情報科学生体機能科学

白澤《しらさわ》　信行《のぶゆき》　元・東北文化学園大学医療福祉学部リハビリテーション学科理学療法学専攻

山田《やまだ》　順子《じゅんこ》　弘前大学大学院保健学研究科総合リハビリテーション科学領域

佐藤《さとう》　ちひろ　弘前大学大学院保健学研究科総合リハビリテーション科学領域

齋藤《さいとう》　貴之《たかゆき》　群馬大学大学院保健学研究科生体情報検査科学

中野《なかの》　雄二郎《ゆうじろう》　金沢大学附属病院内分泌・代謝内科

戸邉《とべ》　亨《とおる》　元・大阪大学大学院医学系研究科保健学専攻生体病態情報科学講座

前田《まえだ》　邦彦《くにひこ》　公立置賜総合病院病理科・臨床検査部・輸血部

石川《いしかわ》　哲也《てつや》　名古屋大学大学院医学系研究科オミックス医療科学生体分子情報科学

阿彦《あひこ》　忠之《ただゆき》　山形県健康福祉部

石川《いしかわ》　仁《ひとし》　山形県立保健医療大学保健医療学部理学療法学科

This book is originally published in Japanese
under the title of :

RIHA-BASIC SEIBUTSUGAKU/SEITAIBOUGYOGAKU
(Rehabilitation Basic ; Biology and Biological Defense)

Editors :
FUJII, Hiromi et al.
Professor, Yamagata Prefectural University of Health Sciences

ISHIYAKU PUBLISHERS, INC.
7-10, Honkomagome 1 chome, Bunkyo-ku,
Tokyo 113-8612, Japan

シリーズの序

このたび，リハビリテーションベーシック科目に関わるシリーズを企画・編集しました．

日本において，理学療法士，作業療法士および言語聴覚士の養成課程は，特に平成の30年間で，社会のニーズと規制緩和によってその数が急速に増加しました．この過程で，大学，短期大学，専門学校などの多様な学校形態と修業年限に加えて，主として夜間に開講されるコースなどでも身近に学ぶことが可能となっています．また，2019年4月からは新たな高等教育機関として，専門職大学での教育が開始されたところです．

これらの養成課程では，関連法令で国家試験受験資格を得るための教育課程が詳細に規定されています．その基本的な構成は，教養教育，専門基礎，専門科目に大別することができ，専門基礎と専門科目については各職種の特徴を踏まえた科学性とリハビリテーション（リハ）の理念に基づき良質なテキストが発行されています．

教養教育については，歴史的にリベラルアーツとして一般教育を重視して，人文・社会・自然の諸科学にわたり豊かな教養と広い識見を備えた人材を育成するために構成されてきた経緯もあり，それぞれの養成課程で何をいかに学ぶのかについては十分な議論が成熟していません．

近年のリハ専門職にあっては，従来の医学的な知見に加えて，再生医療，ロボティクス，データサイエンスとともに，多職種連携・チーム医療，社会保障制度の理解，法・哲学を包含した生命倫理など，学際的な基盤と実践適用に大きな期待が寄せられています．このような状況にあって，私たちシリーズ編集者は，リハ専門職の領域における教養教育のあり方について真摯な議論を重ねてきました．教養教育は，単なる専門教育の補完や予備的なものではないとの認識で，同時に，入学直後の学習意欲の低下を防いで初年時教育を効果的に展開し，生涯にわたって学び続ける姿勢を涵《かん》養《よう》し，時代の要請に応える創造性と基本的な課題解決能力を修得するための知恵をわかりやすい形で示すことといたしました．

幸いにも私たちの理想に多くの専門家から共感をいただき，見開き2ページのフォーマットによる解説と簡潔なイラストや図表により，高度な内容をわかりやすく簡潔に表すことができました．ご執筆いただきました先生方にはここにあらためて感謝申し上げます．あわせて企画の構想段階から医歯薬出版株式会社の五十嵐陽子取締役，小川文一執行役員，栗原嘉子様には多大なご協力をいただきましたことに心から感謝申し上げます．

本シリーズはこの数年をかけて幅広い領域の内容を提示していく予定でおりますが，このような試みは先駆的で挑戦的なものでもありますので，読者の皆様から忌憚のないご意見をいただき，より成熟したものへと育てていただければと願っています．

2019年11月

シリーズ編集者

内山　靖・藤井浩美・立石雅子

編集の序

このたび，リハベーシック『生物学・生体防御学』を発刊する運びとなりました．本書は，理学療法士，作業療法士および言語聴覚士の養成課程においてリハビリテーション（リハ）専門職を目指す方々，そして，各々の資格を取得して臨床で活躍する皆さんに向けてまとめたものです．

本書は，大学の講義を念頭に15章（CHAPTER）で構成し，さらに4つのキーワードで展開するように構成しました（LECTURE1〜4）．項目立ては，理学療法士，作業療法士，言語聴覚士の資格を有する編著者の協議に加えて，専門家のご意見を伺いつつ進めました．

本書で取り扱う生物学と生体防御学は，主にヒトを対象としており，その体系は基礎と臨床医学につながる内容です．現在，「生物学」や「生体防御学」単独では様々な書物が刊行されていますが，リハ専門職に特化し，必要な教養科目としての生物学と生体防御学を一冊にまとめたものは非常に限られております．

リハ専門職は，生物レベルでのヒト，個人レベルでの人，社会レベルでの人間を理解する必要があります．その基礎となる生物としてのヒトの理解は，COVID-19の世界的流行によって顕在化しました．世間でも感染症への関心が高まり，リハ専門職に求められる感染症への知識や技術は，これまでにもまして重要になっています．生物学と専門科目で触れられることの多い生体防御学は，対象者と関わる上で必要不可欠です．しかしながら，これまでリハ専門職に向けた生物学と生体防御学の書物は稀有であり，その知識や技術のエッセンスをまとめた書籍の登場を待ち望んでおりました．本書はリハ専門職に造詣の深い専門家の方々に，生物学と生体防御学を分かりやすく解説いただいた点が第一の特徴です．

本シリーズのCHAPTER1は，「○○学・○○○○学はおもしろい」と共通した表題で，その学問体系への導入を図っております．本書のLECTURE1-1では「なぜ生物学を学ぶか」，LECTURE1-2では「なぜ生体防御学を学ぶか」と題して，生物学と生体防御学への学びの導入を図りました．本シリーズのもう一つの特徴として，キーワードごとに1枚のイラストや図表を配置した点です．これらは，キーワードに沿ってまとめられた本文のエッセンスです．それぞれの内容をより具体的に理解する手助けになるものと期待しています．

少子高齢社会の日本では，リハ専門職による地域包括ケアシステムへの参画や地方創生が期待されています．病院や施設のみならず，地域在住の対象者に高品質なサービスを提供するためには，リハ専門職の教養の根幹である生物学に加え，生体防御学のエッセンスを学ぶことが重要です．本書は，その様なニーズに応える得るものと確信しております．

最後に，執筆者の選出，内容の吟味，ご執筆と多岐にわたってご支援，ご協力をいただきました山形県立保健医療大学の前学長である前田邦彦先生に深謝いたします．

2023年8月
担当編集
藤井浩美

目　次

CONTENTS

LECTURE 1-1 なぜ生物学を学ぶのか

POINT

生物学は，生命現象のメカニズムを科学的な方法で探求する学問である．リハビリテーション専門職の人も，生活者としての人間であり生物としてのヒトである．本書で生物（構造・機能）レベルでのヒトを理解し，活動や参加レベルでの人間の理解につなげてほしい．

1 生物学（biology）とは

生物学は，**生命の不思議を探究する学問**である．その対象は，細菌や微生物から植物，動物に至るまで，地球上のありとあらゆる生き物であり，その生命現象のメカニズムを解明する．

動植物の生育と環境とのかかわりを研究する**生態学**，生物の形態や構造，発生について研究する**形態学や発生学**などの他，分子や遺伝子レベルで生命を捉える**分子生物学**，その手法を用いて遺伝現象を解明する**遺伝学**，遺伝情報を通してさまざまな生命活動の仕組みを解明する**ゲノム生物学**など，その範囲はとても広く，分子生物学（ミクロ）から生態学（マクロ）に向かって体系化されている（**図**）．また，遺伝学から内科系・外科系臨床医学のように基礎から応用に向かっても体系化されている．いずれの分野も，理論のみではなく，実験や観察が研究の基本である．生物学の研究対象には，**構造，機能，成長，発生，進化，分布，分類**が含まれる．

2 生物学におけるヒト（human）とは

「ヒト」は人間の生物学上の標準和名である．広義では，ヒト亜族に属する動物の総称であり，狭義では，現在を生きている人類（ホモ・サピエンス，Homo sapiens）である．生物学では，一般的にヒトを特別な生物種として扱わない．しかし，私たち自身がヒトであり，その研究は医療や産業などとつながっているため，生物学の中のヒト研究はとても重要であり，その成果は医療や産業に用いられ人類に大きな利益をもたらしてきた．生物学にかかわる産業は，**バイオ産業**とよばれ，IT産業とならび発展性のある大きな市場であり，経済的にも重要である．

中でも医学は，ヒトの構造・機能および病理について，物理学・化学・数学の法則にしたがって解明し，その知見は，医療に応用されている．すなわち，生物学の知見や技術は，生命の根幹にかかわっているとともに，倫理学や社会学からの理解も含めて重要である．

3 リハビリテーション専門職が生物学を学ぶ意義

リハビリテーション（以下リハ）専門職であるPT，OT，STおよびその学生が生物学を学ぶ意義は，疾患や障害などによって日常生活に制限のある人への具体的な支援を適切に行うことにある．支援にあたり**国際生活機能分類（ICF）**を基盤として，活動や参加レベルと同等に構造と機能レベルでヒトを捉える．これは対象者を生物レベルの「ヒト」，個人レベルの「人」および社会レベルの「人間」として捉えることを意味する．そのうえで，PT，OT，STの高度な知識と技術の提供が求められる．したがって生物学は，専門的な知識と技術を習得するための体系と理論のベースライン

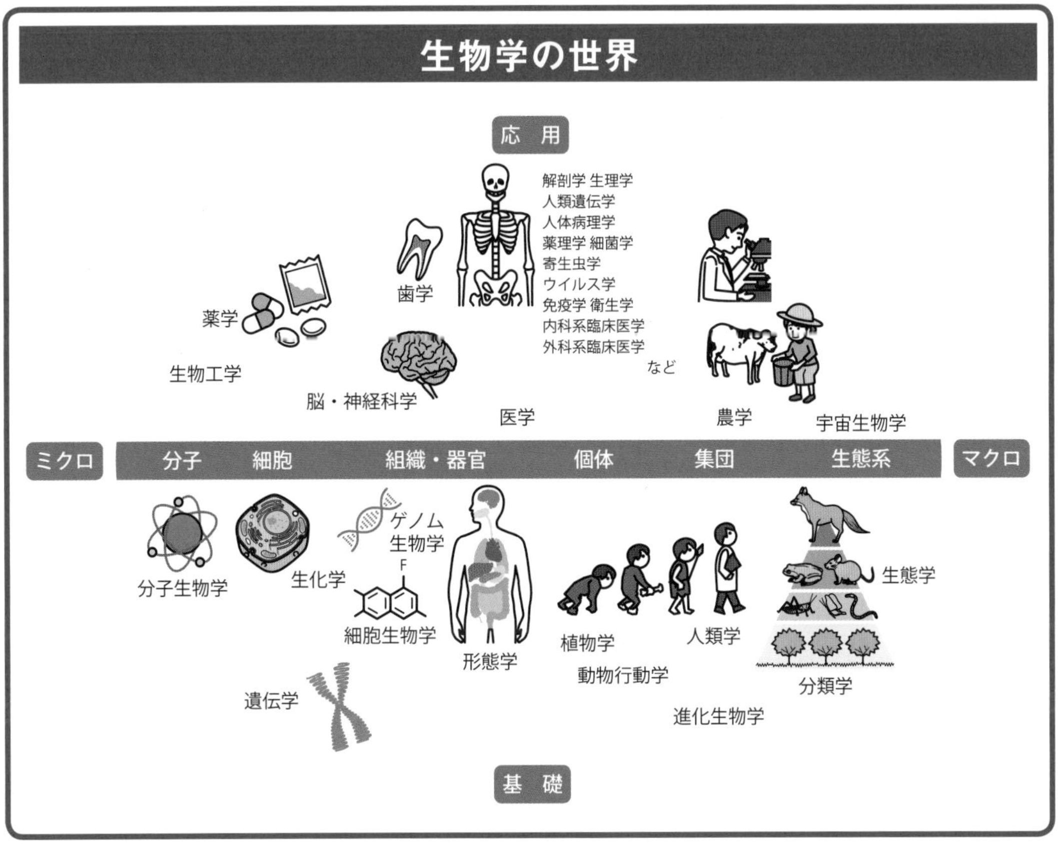

である．特に，ヒトの生と死，構造と機能，発生と成長・発達および老化の理解は，対象者にとどまらず，PT，OT，STを目指す学生の日常生活を意義あるものにする．本番で取り扱う生物学の範囲は私たち自身の理解につながる．

コラム

国際生活機能分類（International Classification of Functioning, Disability and Health：ICF）

ICFは人間の生活機能と障害の分類法として，2001年5月に世界保健機関（WHO）総会において採択された．ICFは，人が生きていくうえでの障壁を，その人の個性と周囲の環境とのかかわりを含めて体系立てた，世界共通の分類指標である．ICFは「健康状態」と3つの「生活機能」，2つの「背景因子」から構成され，その組み合わせにより約1,500項目に分類される．

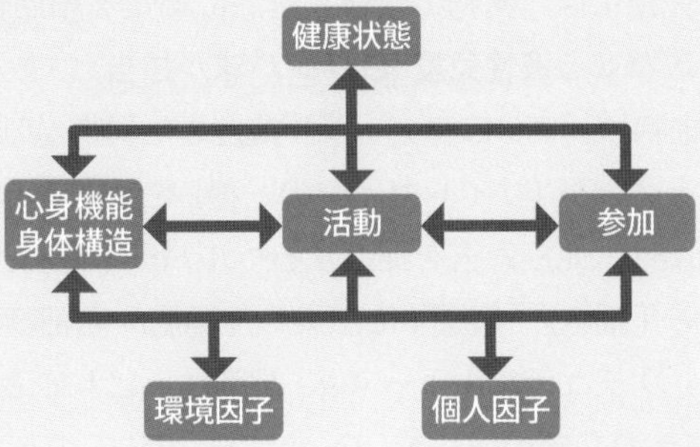

（藤井浩美）

LECTURE 1-2 なぜ生体防御学を学ぶのか

POINT

生体防御学は，ヒトが健康を守るための仕組みを探求する学問である．ヒトの健康の理解は，それに影響する個人因子や環境因子の理解にもつながる．

1 生体防御学（biological defense）とは

生体防御学は，**私たちの健康を守る仕組みを解明する学問**である．生体に危害が加わることから生体を防御する能力を**免疫**という．詳しくはLECTURE9-1で述べるが，生体防御は広い概念であり，免疫はその中の1つである．免疫は生体防御システムを分子レベルから個体レベルで取り扱う．

生体防御システムは，ヒトの体内への異物の侵入を防ぐ仕組みと侵入した異物を排除する仕組みからなる．つまり，病気に対する**抵抗力（生体防御能）**のことである．具体的には，外界から体内に侵入してくる細菌やウイルス，体内で発生する癌（悪性腫瘍），役割を終えた生理活性物質や古くなった細胞などを処理するシステムである．このシステムは，**病気にならない，なりにくい，病気からすみやかに回復する，病気の進行を抑える，同じ病気に二度とかからないようにする**など健康を保持するうえできわめて重要な働きである．この抵抗力の主役は，血液の中の白血球成分である．

血液細胞は，赤血球（酸素の運搬），血小板（血管の修理），**白血球（免疫の担当）**から構成される．種々の白血球細胞がそれぞれの得意分野の異物を処理することで，効率的に生体防御システムを働かせる．このシステムは，非特異的防御機構と特異的防御機構に分けられる（**図**）．

非特異的防御機構（自然免疫）は，細菌や異物などを無差別に排除するシステムで，異物侵入の初期に働く．この防御機構に重要な役割を果たすのは，好中球，単球（マクロファージ）である．

特異的防御機構（獲得免疫）は，一度感染したら，その後同じ病原体には再び感染しないように働くシステムで，侵入した病原体を認識して特異的に処理する．このシステムの中心的役割は，リンパ球である．

2 Tリンパ球（T細胞）とBリンパ球（B細胞）

免疫には，異物の攻撃，排除にあたる**細胞性免疫（Tリンパ球が担当）**と，抗体を産生して抗原を攻撃する**液性免疫（Bリンパ球が担当）**がある．T細胞は，免疫系全体の司令塔の役割を果たす．T細胞は，マクロファージが貪食した異物（抗原）の特徴を認識すると，感作リンパ球となってリンフォカイン（サイトカインの一種）を産生する．「感作」は抗原が体内に入ることをいう．また，T細胞は，免疫応答を促進するヘルパーT細胞と，逆に免疫反応を抑制する制御性T細胞（サプレッサーT細胞），病原体に感染した細胞や癌細胞を直接殺す細胞傷害性T細胞（CTL）などに分類される．ナチュラルキラー（NK）細胞は，ヒト血液中のリンパ球の2～10％を占めており，文字どおり「生まれつきの殺し屋」で，いつも身体の中をパトロールして，ウイルス感染した細胞や癌細胞を発見すると単独で攻撃する．

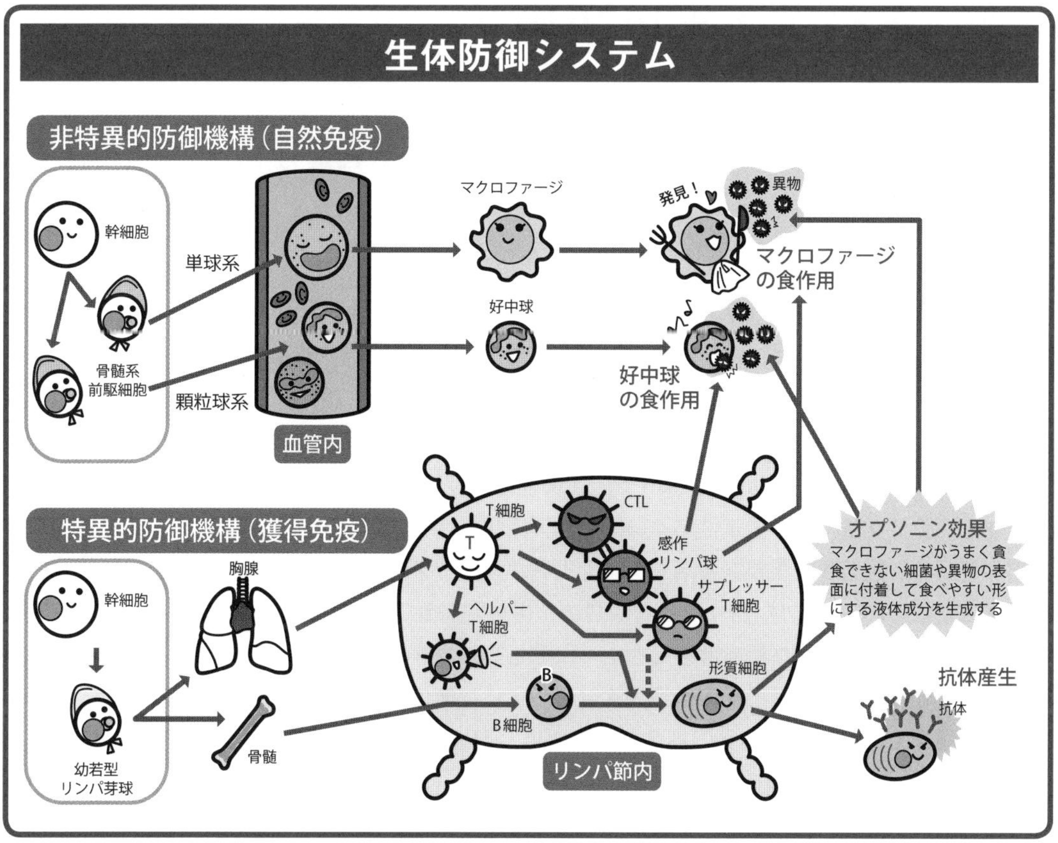

B細胞の主な働きは，T細胞の指令により特定の抗体を産生することである．抗体は，**免疫グロブリン**（immunoglobulin：Ig）とよばれる蛋白質で，5種類（IgG，IgA，IgM，IgD，IgE）ある．このうち，血中濃度が最も高いのはIgG（約75％）である．抗体の役割は，異物（抗原）と結合することによって抗原の毒性を減弱，無毒化する抗原抗体反応である．また，マクロファージが上手く貪食できない細菌や異物の表面に付着して食べやすい形にする液体成分を生成する**オプソニン効果（opsonin effect）**に働く．

コラム

NK細胞は，他からの指示を必要とせず，単独で外敵や異物を攻撃できるため，生まれつき（natural）の殺し屋（killer）と命名された．またNK細胞の活性は，ストレスや加齢によって低下するため，加齢によってがんの発生率が高くなることにつながる．

（藤井浩美）

LECTURE 1-3

リハビリテーションに活かす生物学・生体防御学

POINT

ヒトの誕生から死に至る仕組みを科学の知見から理解し，PT，OT，STの専門性に活かす．

1 ホメオスタシス（homeostasis）とは

ヒトの細胞はたった1つの細胞である受精卵からスタートする．初めは1つしかなかった細胞が細胞分裂を繰り返し，2倍，4倍，8倍と指数関数的に増え続け，母体から生まれる頃には，生命を維持するために必要な細胞数まで増える．37兆個とも60兆個ともいわれるヒトの細胞は，**ホメオスタシス**（homeostasis）とよばれる内部環境を一定に保つ仕組みにより維持される．

ホメオスタシスは，生体恒常性あるいは生体恒常化作用とよばれ，ヒトが生物である要件の1つであり，健康を定義する重要な要素である．ホメオスタシスの保たれる範囲は，体温や血圧，体液の浸透圧や酸・アルカリ性（pH）などをはじめ，生体防御システムである病原微生物やウイルスの排除，創傷の修復など生体機能全般にわたる．そして，ホメオスタシスが保たれるには，これらが変化したときに元に戻そうとする作用，すなわち生じた変化を打ち消す働きが重要である．この働きは**視床下部**が司っており，その指令の伝達網は，**自律神経系や内分泌系（ホルモン分泌）**が担っている．

2 概日《がいじつ》リズム（circadian rhythm）とは

概日リズムは，動物，植物，菌類，藻類などほとんどの生物にある．一般的に体内時計とよばれ，ヒトの体内時計は，約25時間の周期であることがわかっている．しかし，地球の自転周期が24時間であるため，約1時間のずれが生じる．これに対して，日常生活のさまざまな刺激（同調因子）を受けることで，体内時計が外界に同調して修正される．最も強力な同調因子は光であり，食事や運動，仕事や学校などの社会的な因子も同調因子として働く．ヒトの体内時計の中枢は，**視床下部の第三脳室底部にある視交叉上核**にある．

このように，日内，週，季節などの単位で変化する生物のリズム研究は，**時間生物学**とよばれる．心臓の拍動サイクル（約1秒）やレム・ノンレム睡眠サイクル（約90分）など24時間よりも短いサイクルは**ウルトラディアンリズム（ultradian rhythm）**，ヒトの性周期（約28日）や血圧の季節変動など24時間より長いリズムを**インフラディアンリズム（infradian rhythm）**とよぶ．ヒトの体温，脳波，ホルモン分泌，細胞の再生などの生命活動には，明らかな概日リズムが存在する（**図**）．

3 生活者としての人間，生物としてのヒト

多くの人間は，自分の意志で起きて，顔を洗い，着替えて，食事をとり，学校や職場へと向かう．それが当たり前であり，いつでもコントロールできるものと思い込んでいる．日常生活リズム（生活習慣）が確立している人は，これらの行動がスムーズであり，少々の無理も難なくこなすこ

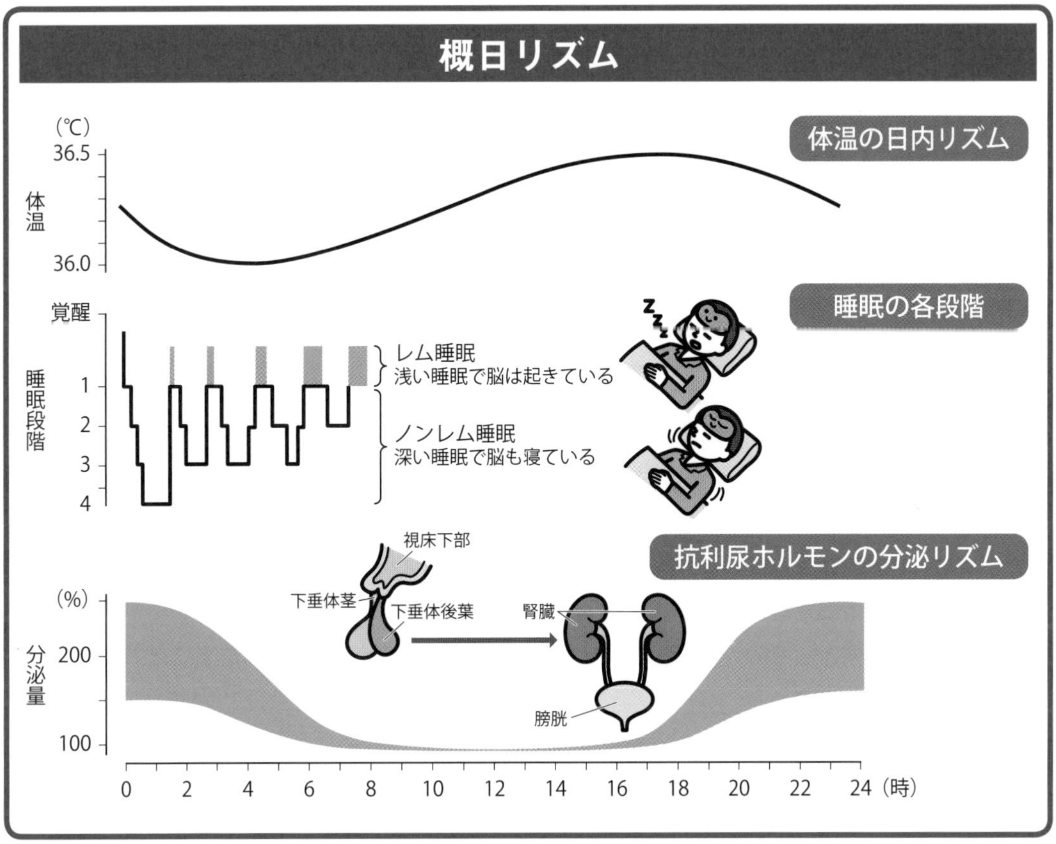

とができる.

しかし，何らかの原因（夜間の光曝露，交代制勤務など）で不規則な生活が続くと，体内リズムが乱れ，不眠の症状（入眠困難，中途覚醒，早朝覚醒）が現れる．不眠が続くと，倦怠感を強く感じたり，日中の集中力が低下したり，イライラしたり落ち込んだ気持ちになる．これは，概日リズムの乱れによるホメオスタシスへの悪影響のためである．

私たちは，社会生活を送る人間であるが，同時に生物としてのヒトでもあるため，生物・生体防御学の知見は，PT，OT，STの専門性を構築するうえでとても重要である．

コラム

概日リズムの乱れは，高血糖，脂質異常症，高血圧などのリスクファクターとなり，心身にさまざまな変調をきたして，生活習慣病やうつ病の発症率を引き上げる．交代勤務はある種のがん発症リスクであり，国際がん研究機関では，交代勤務を発がん物質の１つとして分類している．

（藤井浩美）

LECTURE 1-4 本書の構成と学び方

POINT

本書では，人間を理解するために生物としてのヒトを学び，環境に適応する過程で身に付けた生体防御機構を学ぶことによって，リハの対象となる方々の生物学的なヒトへの理解を深めていく．

1 本書の構成

本書は，リハ専門職を目指す学生のための生物学・生体防御学の入門書として作成した．

第1章は，イントロダクションとして生物学や生体防御学がどのような内容の学問なのか，また，リハ専門職がこれらを学ぶ必要性について記した．第2章では，生物としてのヒトを構成する最小単位である細胞に焦点を当てて，その構造と機能について記し，第3章では，細胞の発生から死までを解説した．第4章からは，37兆個とも60兆個ともいわれるヒトの細胞群が協調して働くためのメカニズムを概説した．

第8章では，生物としての人類に影響を与えてきたウイルスと細菌に焦点を当てた．新型コロナウイルスの感染拡大以降，「ビフォーコロナ（before corona）」「ウィズコロナ（with corona）」「アフターコロナ（after corona）」などの言葉を耳にすることがあっただろうが，そもそも人類は誕生したときから「ウィズウイルス（with virus）」の時代を生きてきている．そこで，ウイルスと細菌の特性およびウイルス疾患と細菌疾患を概説した．

第9章からは，生体防御機構，免疫およびアレルギーと免疫異常について記した．第12章には，細胞死と対比して学べるよう個体の老化と死を配置した．そして，第13章にはコロナ禍で関心が高まった感染症，第14章で院内感染対策をまとめた．

第15章では，シリーズに共通した「要点Check」として確認問題を記載した．自身の学習の成果を確認してほしい．

2 学び方のヒント

これまで述べてきたとおり，ヒトを対象とした生物学・生体防御学は，リハ専門職に必要な解剖学，生理学，病理学などの学問と密接に関連している．そして，これらの知識は，内科学や外科学とつながり，リハを必要とする方々への専門職としての知識・技術体系へとつながる．

また，生物としてのヒトの理解は，個人としての人の理解や社会としての人間の理解につながる．

本書の構成と学び方

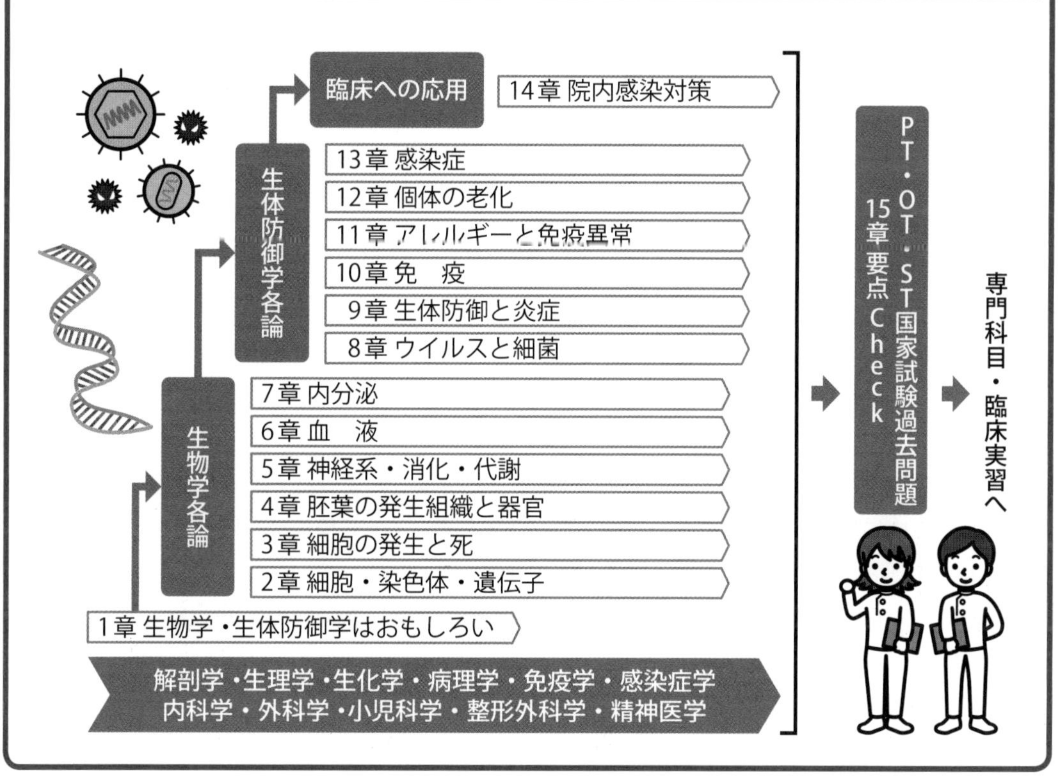

コラム　生物学と医学

ノーベル賞の「Nobelpriset i fysiologi eller medicin」は，「生理学・医学賞」と訳されるが，生物学とほぼ同義に考えてもよい．ヒトを対象とする生物学が（基礎）医学であるという考え方がある．臨床医学（内科や外科など）が，すぐに人の役に立つ医学であるとすれば，やがて役立つ医学が基礎医学（生理学や生化学など）である．また，人に役立つことを前提としない生物学上の知見が，結果として人にとって有用なこともある．これは生物学の医学への応用である．

（藤井浩美）

LECTURE 2-1 細胞の構造

PT・OT・ST
国試出題

POINT

細胞は生体を構成する基本的単位である．核，細胞小器官を含む細胞質，それらを包む細胞膜からなる．

1 細胞とは

細胞とは，それ単独で生命現象を営む，生体の基本的かつ最小単位である．その形や大きさは種類によって異なるが，ほとんどの細胞は「核をもち，細胞小器官を含む細胞質を細胞膜が包む」という特徴がある．人体を構成する細胞の数は，新生児で約数兆個，成人では約60兆個とされる．

2 核とは

核は通常細胞の中に1個あり※，核膜とよばれる二重の膜で包まれる．中は核質という物質で満たされ，その中に**核小体**と**染色質**という構造物が含まれている．核膜には**核膜孔**という穴が開いていて，核質と細胞質の連絡路となっている．

※　例外として，骨髄の巨核球や骨格筋細胞などは1つの細胞に核を複数もつことがある．

3 細胞小器官とは

細胞質の中で特殊な形や機能をもつものはまとめて細胞小器官とよばれる．

・**ミトコンドリア**：内膜と外膜の二層構造からなり，細胞のエネルギー源となる**ATP（Adenosine TriPhosphate，アデノシン三リン酸）**を産生する場である．一般的に，吸収や分泌を行うエネルギー消費の激しい細胞ではミトコンドリアの数が多い．また，ミトコンドリア自身もデオキシリボ核酸（DNA）やリボ核酸（RNA）をもち，自己増殖する．DNA，RNAについてはLECTURE 2-3参照．

・**小胞体**：核膜とつながった袋状の構造物である．リボソームが付き，蛋白質を合成する**粗面小胞体**と，リボソームが付かず，糖・脂質代謝や解毒を行う**滑面小胞体**がある．膵臓の外分泌細胞や免疫グロブリン産生細胞などでは粗面小胞体が，精巣や卵巣の性ホルモン産生細胞や肝細胞では滑面小胞体がよく発達している．

・**リボソーム**：リボソーム自身のRNAと蛋白質からなる．メッセンジャーRNA（mRNA）を翻訳して，細胞内で蛋白質を合成する．粗面小胞体に付いているものを付着リボソーム，細胞質の中に散らばっているものを自由リボソームという．

・**ゴルジ（Golgi）装置**：粗面小胞体で合成された蛋白質に糖を付けて修飾したり，切断したりする．さらに，その蛋白質を目的別に選別して振り分ける中継基地としても働く．

・**ライソソーム（リソソーム）**：袋状の構造物をしている．その中には複数の加水分解酵素が含まれており，細胞内の不要物の消化・分解を行う．異物の消化を行うマクロファージや好中球でよく発達している．

・**ペルオキシソーム**：自由リボソームから作られる，さまざまな酸化酵素をもった袋状の構造物．肝細胞に多く，脂質代謝やアルコールの解毒などを行う．

細胞と細胞膜の模式図

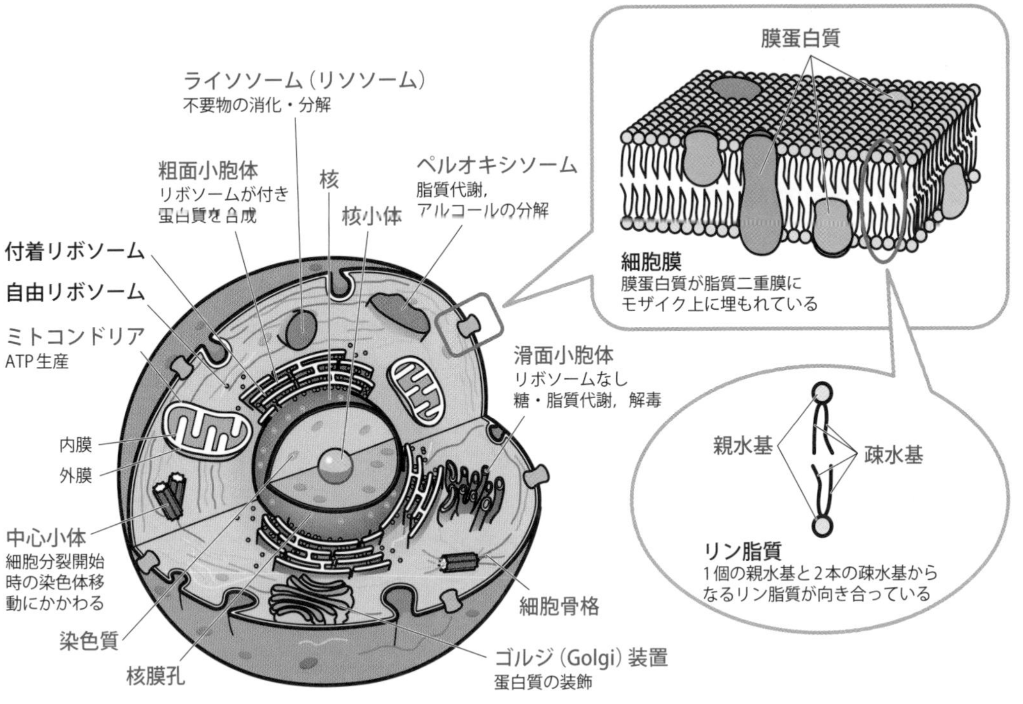

・**細胞骨格**：細胞質の中で立体の網を作ることで細胞の形を支えたり，運動に役立ったりしている．アクチンフィラメント，中間径フィラメント，微小管の3種類がある．

・**中心小体**：細胞骨格の微小管が束になってできたもので，細胞分裂開始時の染色体の移動にかかわっている．

4 細胞膜とは

細胞膜は二層のリン脂質（二重膜）からなり，**脂質二重層**とよばれる．リン脂質は水と親和性をもつ**親水基**1個と，親和性をもたない**疎水基**2本からできていて，疎水基どうしが向き合った形で細胞膜を作っている．細胞質を包む膜に限らず，すべての細胞小器官を作る膜も同じ構造をしている．

細胞膜にはさまざまな蛋白質が不規則（モザイク状）に埋もれていて，これらをまとめて**膜蛋白質**とよぶ．脂質二重層は流動性をもつため，細胞膜に埋もれた膜蛋白質は膜上を自由に動くことができる．このような構造を**流動モザイクモデル**という．膜蛋白質はイオンの輸送，ホルモンの受容，周囲との接着など，細胞のさまざまな機能に重要な役割を果たしている．

（小林裕人）

LECTURE 2-2

膜蛋白質の輸送機能と電位

PT・OT 国試出題

POINT

膜蛋白質によってイオンが細胞膜を通過し，細胞内外の電位を調節している．

1 膜蛋白質の輸送機能（図①）

O_2やCO_2，H_2Oのような小さい分子は細胞膜を素通りできる．また，細胞膜は二層のリン脂質でできているため，ステロイドホルモンのような脂溶性の物質も細胞膜を通過する．しかし，電荷をもつイオンや，グルコースのような親水性の大きな分子は細胞膜を通過できないため，**膜蛋白質の輸送機能**によって細胞膜を通過する．膜蛋白質の輸送には3つの種類があり，まとめて**輸送体**とよばれる．

・**チャネル**：電気化学的勾配によってイオンを移動させる輸送体である．さまざまな刺激によって「ゲート」とよばれる蛋白質が開閉し，特定のイオンを通過させる．チャネルはイオンを受動的に移動（**受動輸送**）させるため，イオンがチャネルを通過するには細胞膜の中と外でイオン濃度に差が必要となる．通過するイオンによってK^+チャネルやNa^+チャネル，複数のイオンを通す陽イオンチャネルなどの種類がある．

・**ポンプ**：エネルギー（ATP）を消費して物質を移動させる輸送体である．濃度や電気化学的勾配に逆らって細胞膜を通過（**能動輸送**）させる．ポンプはチャネルにATPase（ATP分解酵素）が結合したもので，この酵素でATP[※1]をADP[※2]とリン酸に加水分解したときに生まれるエネルギーを輸送に利用している．輸送にエネルギーを直接的に利用しているため**一次能動輸送**とよばれる．代表的なポンプのNa^+-K^+ポンプはNa^+-K^+-ATPaseともよばれ，ATP 1分子を消費して3個のNa^+を細胞外へ，2個のK^+を細胞内へ取り込む．また，神経や筋細胞ではCa^{2+}ポンプが重要な働きをもつ．

・**トランスポーター**：ATPのエネルギーを消費せず，ポンプによって作られた電気化学的勾配を利用して物質を移動させる輸送体である．このような環境下で行われる能動輸送を**二次能動輸送**，受動輸送を**促進拡散**という．運ぶ物質の数や方向性によって，単一の物質を運ぶ**単輸送**，複数の物質を同じ方向に運ぶ**共輸送**，複数の物質を逆方向に運ぶ**逆輸送**の3種類がある．グルコースはNa^+と共輸送で取り込まれ，細胞内に増えたNa^+はNa^+-K^+ポンプで放出される．

一般的に，ポンプやトランスポーターの輸送速度はチャネルよりも遅いが，通過させる物質の選択性が高い．

※1 アデノシン三リン酸．リン酸を3個もつ．

※2 アデノシン二リン酸．リン酸を2個もつ．

2 静止膜電位と活動電位（図②）

通常，細胞内にはK^+が，細胞外にはNa^+やCa^{2+}が多く，細胞膜内外で電位差がある．この電位差を**膜電位**という．細胞が刺激されていなければ，細胞内からK^+を流出させる力と引き止める

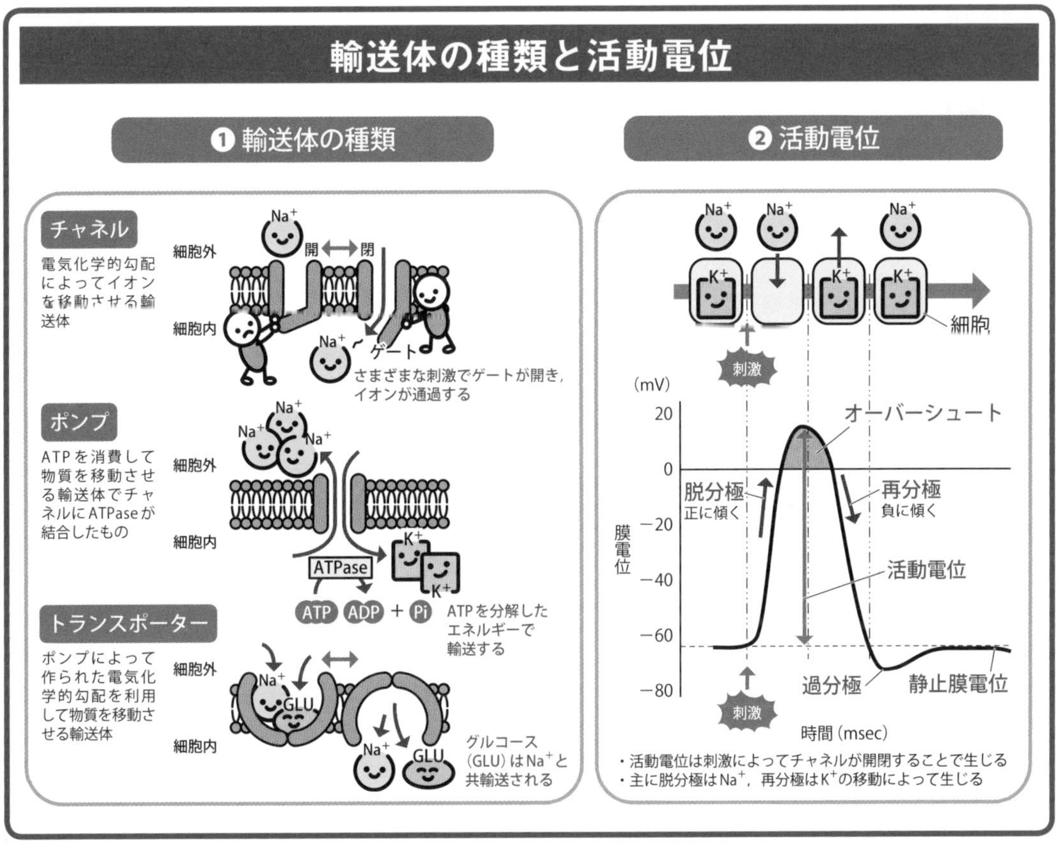

力はつり合い，細胞内外のK^+の濃度差によって細胞内は細胞外に対して負に帯電している．この膜電位を**静止膜電位**という．

一方，さまざまな刺激によって細胞膜のNa^+チャネルが開くとNa^+が細胞内に入り込み，膜電位が静止状態から正に傾く（**脱分極**）．その後K^+チャネルが開きK^+が細胞外に流れると，膜電位は再び負となる（**再分極**）．反転した膜電位はいったん静止膜電位よりも下回り（**過分極**），再び静止膜電位に戻る．このように，一時的に細胞内の電位が負から正になり，再び静止膜電位に戻るまでの電位変化を**活動電位**という．活動電位は全か無の法則に従う．

特に膜電位が興奮を引き起こすのに必要な最小の刺激を**閾値**，膜電位の0 mVを超えて正になる部分を**オーバーシュート**，活動電位発生後のしばらく刺激に反応しない時期を**不応期**という．

（小林裕人）

LECTURE 2-3

染色体と遺伝子

PT・OT・ST 国試出題

POINT

染色体は核の中にあるDNAと核蛋白質が細胞の分裂期に集まったものである．遺伝子はDNAの中で遺伝情報をもつ領域を指す．

1 DNAとRNA

糖・塩基・リン酸のセットを**ヌクレオチド**といい，それが多数連なった構造物を**核酸**という．DNAは**デオキシリボ核酸**（DeoxyriboNucleic Acid），RNAは**リボ核酸**（RiboNucleic Acid）のことを指し，どちらも核酸の一種である．

DNAの糖部分はデオキシリボースで，塩基部分はアデニン（A），グアニン（G），シトシン（C），チミン（T）の4種類ある．DNAはAとT，GとCが互いに向き合って結合しながら連結することで規則正しい二重らせん構造を作っていて，主に核の中に存在している．

一方，RNAの糖部分はリボースで，主に細胞質の中に1本鎖で存在する．塩基部分もA，G，Cに加えて，Tの代わりにウラシル（U）をもつという違いがある．**メッセンジャーRNA（mRNA）**や**トランスファーRNA（tRNA）**など，機能によって異なるRNAが数種類存在する．

2 染色体

核の中にはDNAと核蛋白質が存在しており，これらはまとめて染色質とよばれている．**染色体**とは，染色質が細胞分裂のために凝縮されたものを指し，ヒトは1つの核の中に**46個**の染色体をもっている．

ヒトの染色体には性別の決定に関係する**性染色体**とそれ以外の**常染色体**に分けられる．常染色体に性差はなく，長い順に1～22の番号がつけられている．性染色体は女性では2つのX染色体，男性ではX染色体とY染色体からなり，Y染色体はX染色体よりも小さいという特徴をもっている．

通常，染色体はペアになっており，1つは母親，もう1つは父親に由来するため，ヒトの染色体46個の内訳は（22+X）+（22+Xまたは22+Y）=44+XXまたは44+XYとなる．44+XXをもったヒトは女性になり，44+XYでは男性になる．

3 遺伝子と遺伝情報の転写・翻訳

核の中にあるDNAのすべての塩基配列を**ゲノム**という．このうち遺伝情報を含んだ機能的な部分は1～3%程度とされ，この領域を**遺伝子**という．生物は必要に応じて，遺伝子から以下の手順で蛋白質を合成する．

①**転写**：DNAの二重らせんがほどけてできた1本鎖をコピー元（鋳型）として，核の中でmRNAが合成される（転写）．合成されたmRNAの塩基配列の3つの組み合わせを**コドン**とよび，塩基3つでアミノ酸1つが指定される．

核酸（DNA，RNA）と染色体

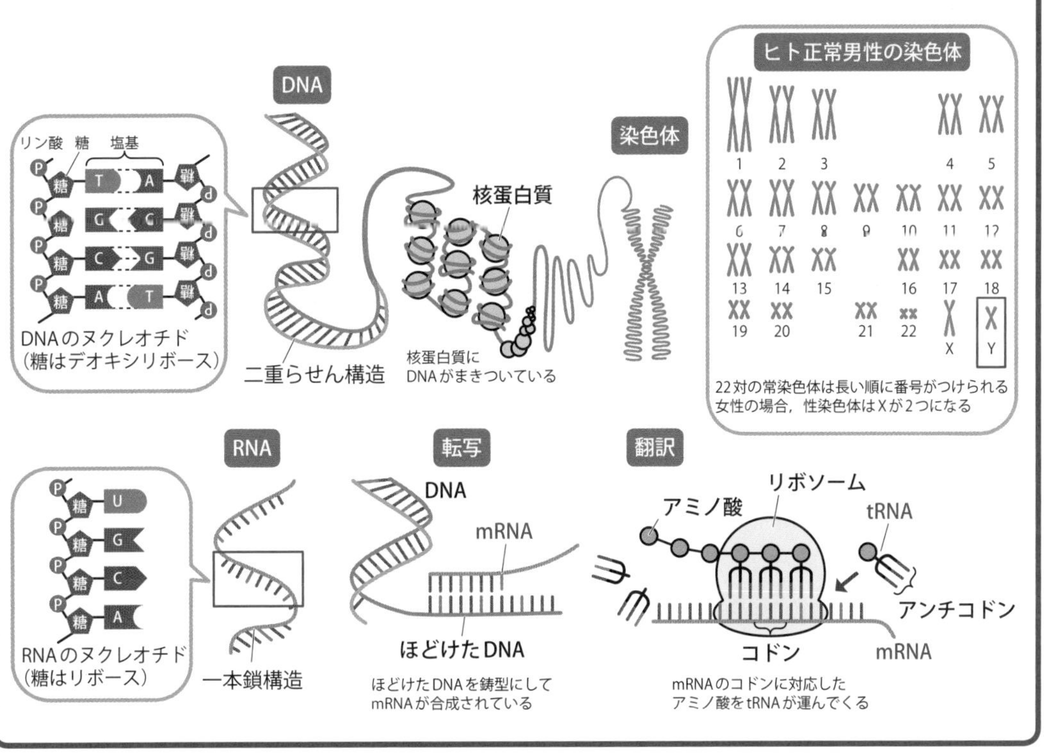

②**翻訳**：tRNAは**アンチコドン**とよばれるコドンに対応した3つの塩基配列と1つのアミノ酸をもっている．mRNAは核膜孔から細胞質に出るとリボソームに取り込まれ，tRNAがmRNAのコドンに対応したアミノ酸を運んでくる．運ばれてきたアミノ酸が次々と結合することで蛋白質が合成されていくことから，tRNAはmRNAの塩基配列をアミノ酸配列に「翻訳」している．

4 細胞分裂

ヒトの細胞は身体を構成する**体細胞**と生殖に利用される**生殖細胞**に分けられる．体細胞の分裂では，染色体が中心小体から伸びる微小管に引かれるように分裂するため**有糸分裂**とよばれる．生殖細胞の分裂は，生殖細胞がもつ染色体を体細胞の半分に減らす必要があるため**減数分裂**とよばれる．減数分裂によって形成された卵細胞がもつ染色体は22＋Xとなり，精細胞がもつ染色体は22＋Xまたは22＋Yとなる．これらが受精すると前述のような組み合わせとなる．

（小林裕人）

LECTURE 2-4

染色体異常と遺伝性疾患

PT・OT・ST 国試出題

POINT

複製や分離のときに染色体や遺伝子に異常が起こると，それが原因でさまざまな染色体異常や遺伝性疾患が生じる．

1 染色体異常とは（図①，②）

減数分裂は複製や分離のときに染色体の交叉が起こり，父親と母親の遺伝情報が組みかえられる．このときに起こるさまざまな変異を**染色体異常**といい，遺伝性疾患の一因となる．

・**不分離**：ペアの染色体が正常に分離しない．そのまま精細胞や卵細胞が受精すると，染色体の数が46個から増減する．染色体が1個欠損すると**モノソミー**[※1]，1個過剰になると**トリソミー**[※1]とよばれる．

X染色体のモノソミーはTurner症候群，X染色体のトリソミーはトリプルX症候群（44＋XXX）やKlinefelter《クラインフェルター》症候群（44＋XXY），5番染色体のモノソミーはネコ鳴き症候群，21番染色体のトリソミーはDown症候群となる．

・**転座**：染色体の一部が別の染色体に移動する．一部のDuchenne《デュシェンヌ》型筋ジストロフィーや13トリソミー症候群の原因となる．

・**重複**：染色体の一部が過剰に複製される．ネコ眼症候群の原因となる．

・**欠失**：染色体の一部が失われる．5番染色体の欠失（モノソミー）はネコ鳴き症候群の原因となる．

・**逆位**：染色体の一部が入れ替わる．

・**輪状染色体**：染色体の両端がくっついてリング状になる．

※1　モノ（mono-）は1，ジ（di-）は2，トリ（tri-）は3を表す．

2 遺伝性疾患とは

遺伝子の異常によって生じる病気のことを**遺伝性疾患**という．親から子へ遺伝するものに加え，突然変異によって突発的に生じるものもあり，単一の遺伝子による疾患だが，Hirschsprung《ヒルシュスプルング》病や口唇口蓋裂など複数の遺伝子による疾患もあり遺伝性疾患は多岐にわたる．

原因の染色体と遺伝形式によって，常染色体顕性遺伝[※2]（優性遺伝）疾患，常染色体潜性遺伝[※2]（劣性遺伝）疾患，性染色体潜性遺伝疾患に分類される．性染色体潜性遺伝疾患はX染色体上の潜性遺伝子によって遺伝するため，性染色体顕性遺伝を示す疾患はほとんどない．

常染色体顕性遺伝疾患は筋強直性ジストロフィーやHuntington《ハンチントン》病，Marfan《マルファン》病，**常染色体潜性遺伝疾患**は脊髄性進行性筋萎縮症やフェニルケトン尿症，**性染色体潜性遺伝疾患**はBecker《ベッカー》型筋ジストロフィーやDuchenne型筋ジストロフィーなどが知られている．

※2　遺伝形式における「優性」「劣性」という用語は，いわゆる「優り」「劣り」を表しているものではない．しかし誤解を招きやすいことから，2022年に日本医学会から「優性遺伝」「劣性遺伝」の推奨用語として「顕性遺伝」「潜性遺伝」が掲げられた．

染色体異常と遺伝性疾患

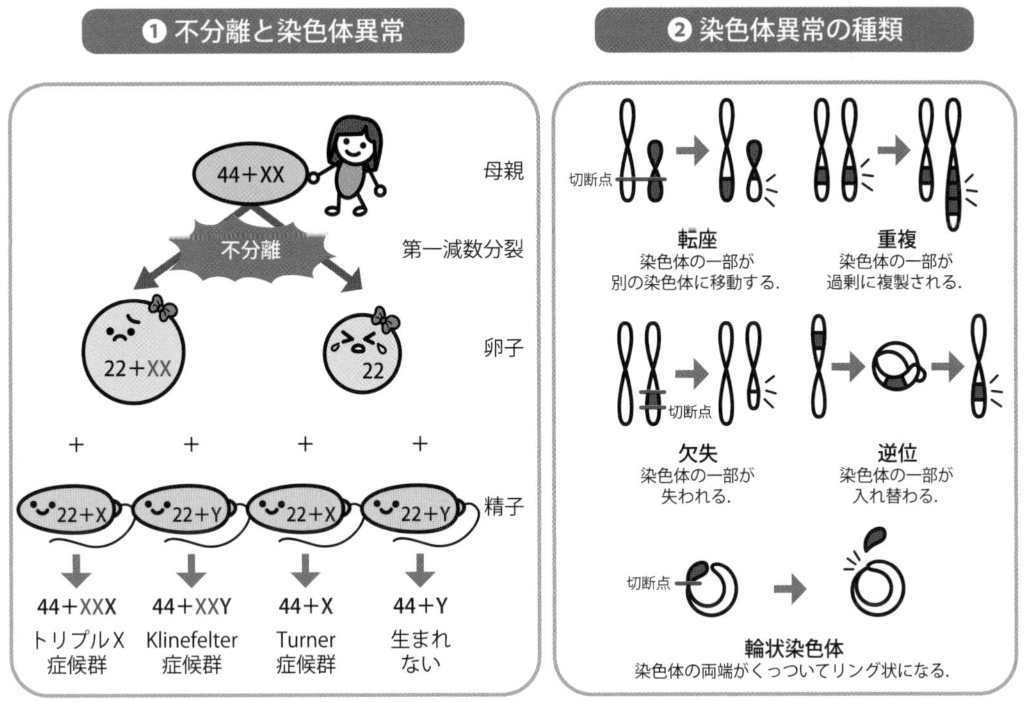

コラム　催奇形因子

遺伝性疾患とは別に，先天性異常を引き起こす原因となるものを催奇形因子という．風疹ウイルスやサイトメガロウイルス，HIVなどは感染因子として子宮内感染を起こす．さまざまな化学物質も染色体異常を起こすことが知られ，ステロイドホルモンに似た環境ホルモンやアルコールがこれに含まれる．また，放射線も染色体や遺伝子を傷つけて胎児や生殖細胞に影響を及ぼしたり，母親の糖尿病や甲状腺疾患など代謝性疾患も異常を引き起こしたりすることが知られている．さらに，近親結婚には先天聾や白子症（アルビノ）などの潜性遺伝の異常が多いことも知られている．妊娠5〜10週（受精後3〜8週）は胎児の器官形成が盛んであるためこれらの催奇形因子の影響を特に受けやすく，臨界期とよばれている．

（小林裕人）

LECTURE 3-1 ヒトの発生と分化

POINT

受精卵から身体を構成する組織や器官ができる過程を発生といい，その際に細胞に個別の機能が発現していく過程を分化とよぶ．

1 発生と分化

私たちの身体を構成している細胞は，脳，筋肉など，それぞれの器官や組織で固有の役割を担っているが，これら多くの細胞も元をたどれば1個の受精卵から作られてきたものである．受精卵が分裂を繰り返して**胚**とよばれる細胞の固まりとなり，胚が徐々に大きくなり個体を作り上げていく過程を**発生（個体の発生）**とよぶ．発生の過程において，最初は皆同じような大きさ，形であった細胞が，各々の組織，器官の生理機能に特化した機能をもつようになる過程を細胞の**分化**とよぶ．分化により，神経細胞は情報を伝達する能力，筋細胞は収縮し力を出す能力といった個別の機能をもつことができる．

2 ヒトの発生

ヒトの発生は，生殖細胞である卵子と精子が受精し，受精卵となることから始まる（**図①上**）．受精後の受精卵は卵管を移動しながら細胞分裂（卵割）を繰り返し，**桑実胚**とよばれる球状の細胞集団を形成する．この間，細胞の成長はないので一つひとつの細胞は卵割に従ってどんどん小さくなっていく．桑実胚からさらに卵割が進み，受精後約4～5日目には内部に胚盤腔とよばれる空間をもつ**胚盤胞**となる．その後，卵の中の細胞は均等ではなくなり，細胞が分化し始める．胚盤腔が広がり，内部細胞塊（胚結節）と栄養膜が形成され，胚盤胞が子宮壁に着床する（受精後約6～7日目）（**図①下**）．

その後，胚盤胞は子宮内膜の中へ侵入し，内部細胞塊の細胞が増殖し，上胚盤葉，下胚盤葉の2層の細胞層が形成される．上胚盤葉からは将来胎児を包む羊膜が作られはじめ，それに接する形で下胚盤葉からは卵黄嚢が形成される．羊膜に接する細胞群が陥入し，上，下胚盤葉の間に入り込むことを経て，3層の細胞層（外胚葉，中胚葉，内胚葉）が形成される．これを**三胚葉**とよび，これらの胚葉からさまざまな器官が分化する．たとえば，外胚葉からは，神経系，感覚器系，表皮，中胚葉からは筋，骨，循環器系，泌尿器系，生殖器系，内胚葉からは呼吸器系，消化器系の器官が作られる（**図②**）．

受精後8週目までを胚子，9週から誕生までを胎児とよぶ．胚子期の終盤までに胚子はヒトらしい形となり，8か月ほどで器官形成を終えたのち，10か月目に出産となる．

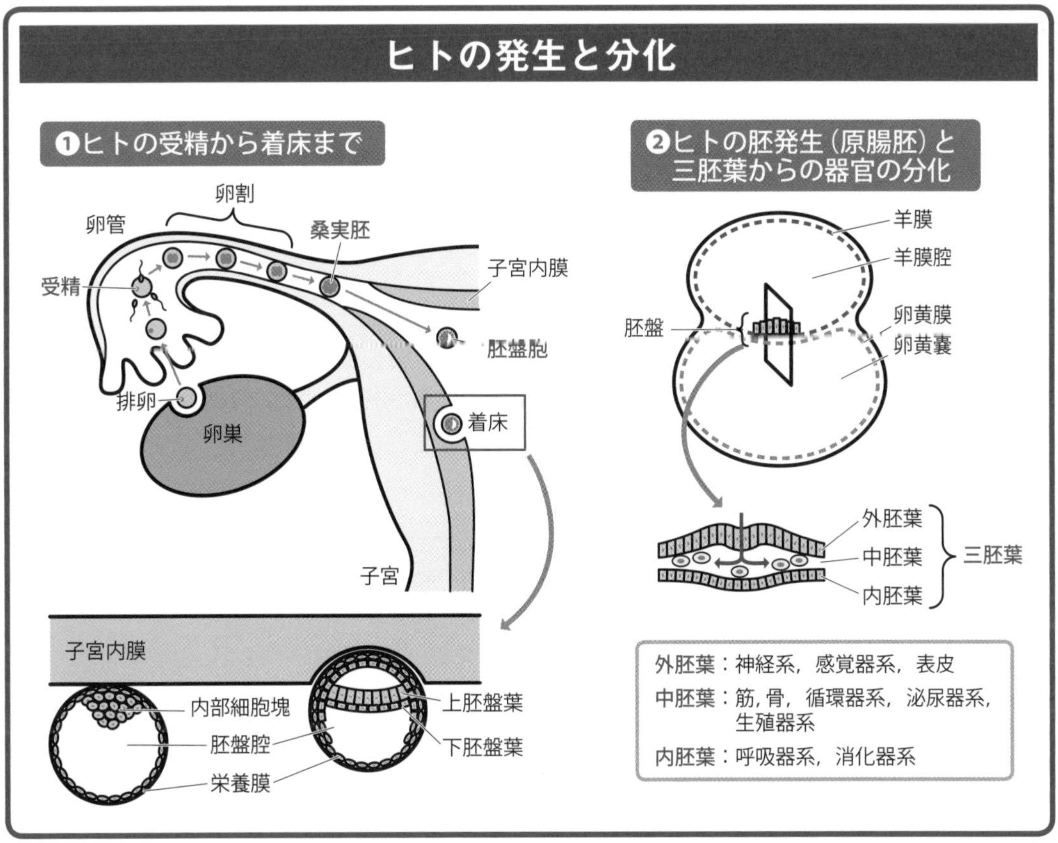

3 分化と再生

細胞が神経細胞，筋細胞といった固有の機能をもつように変化することを**分化**という．三胚葉形成後以降，細胞の分化は各器官を形成する過程で広く起こり，たとえば外胚葉の細胞が中胚葉に陥入し神経管を経て神経組織が作られる．

発生が終了し身体の基本構造ができあがった後にも，細胞には一定の寿命があり，細胞は徐々に失われる．減った細胞を補充し身体の構造や機能を維持するためには体内では常に細胞の分化が必要である．分化した細胞を作り出す未分化の細胞を幹細胞とよぶ．成体にはさまざまな種類の幹細胞が存在し，細胞が失われた際に幹細胞が分化することで組織を修復し，再生する．ヒトの表皮，骨髄，小腸上皮，肝臓，筋などの組織では常に活発な再生が行われている．

近年，これまで再生しないと考えられていた神経組織にも幹細胞が存在し，再生が可能であることがわかってきている．

（亀高　諭）

LECTURE 3-2 細胞の増殖と分裂

POINT

細胞は細胞周期を経て増殖する．細胞増殖には体細胞分裂と減数分裂の2様式があり，減数分裂は生殖細胞の形成に必須である．

1 細胞増殖とは

私たちの身体は細胞により構成されている．1つの細胞が分裂して2つの娘細胞になることを**細胞増殖**といい，細胞の**遺伝情報が複製され**，娘細胞へ均等に**分配**される．受精卵が成体にまで発生，成長する過程や，成体において傷ついた組織を修復するときにも細胞増殖は必要である．

2 細胞周期とその制御

細胞増殖は，遺伝情報の複製が行われるDNA合成期（S期）とその分配を行う分裂期（M期）を交互に繰り返すことで進行する．S期とM期の間はギャップ期（G_1期，G_2期）とよび，M期以外の期間を合わせて間期とよぶ．この一連の細胞増殖のサイクルは**細胞周期**とよばれ，細胞が増殖する際に細胞内で繰り返される（**図①**）．細胞はいったんS期に入るとM期を終えるまで細胞周期を止められない（チェックポイント機構，後述）．また，細胞はG_1期中に栄養を取り込み成長するが，この間に栄養の枯渇や細胞同士の接触があると，細胞周期が止まる（G_0期）．

細胞周期は数多くの分子がかかわる反応であるため，各段階で反応の足並みが揃っているかを監視する仕組みがあり，これを**チェックポイント機構**とよぶ．チェックポイントで問題がみつかると，細胞は細胞周期を止め，問題を解消してから細胞周期を再開する．対応が不可能な場合には，異常な細胞としてアポトーシスなどの仕組みでその細胞を死滅させる．

3 細胞分裂とは

多細胞生物の細胞増殖には，体細胞分裂と減数分裂の2つの様式がある．前者は通常の身体を構成する細胞，後者は配偶子（卵，精子など）が作られるときに起こる細胞分裂である．

・**体細胞分裂**：生殖系以外での細胞分裂では，元の細胞1個から完全に同じ遺伝情報をもつ娘細胞を2個作り出す．遺伝情報を等分配するために，S期に複製により倍加した染色体をM期に娘細胞に分配する．M期の前期には，凝集した染色体が核内に現れる．中期には染色体が細胞の赤道面に並ぶ．後期には各染色体に結合した紡錘糸が短くなることで各々の染色分体が細胞の両極に向かって移動する．終期には核膜が出現し，細胞が赤道面でくびり切れて2つの娘細胞に分かれる（**図②**）．

・**減数分裂**：配偶子（卵，精子）を作る際に起こる細胞分裂である．配偶子は受精後に体細胞と同じ数の染色体をもつようにするため，体細胞の半分の染色体をもっている．両親から受け継ぐ染色体のどちらをもつかは染色体の数だけ組み合わせがあり，加えて相同染色体が対合する際に染色体の一部が交換される遺伝的組換え（後述）によって両親の染色体が混合されることから，生殖細胞は多様な遺伝子の組み合わせをもつことになる．

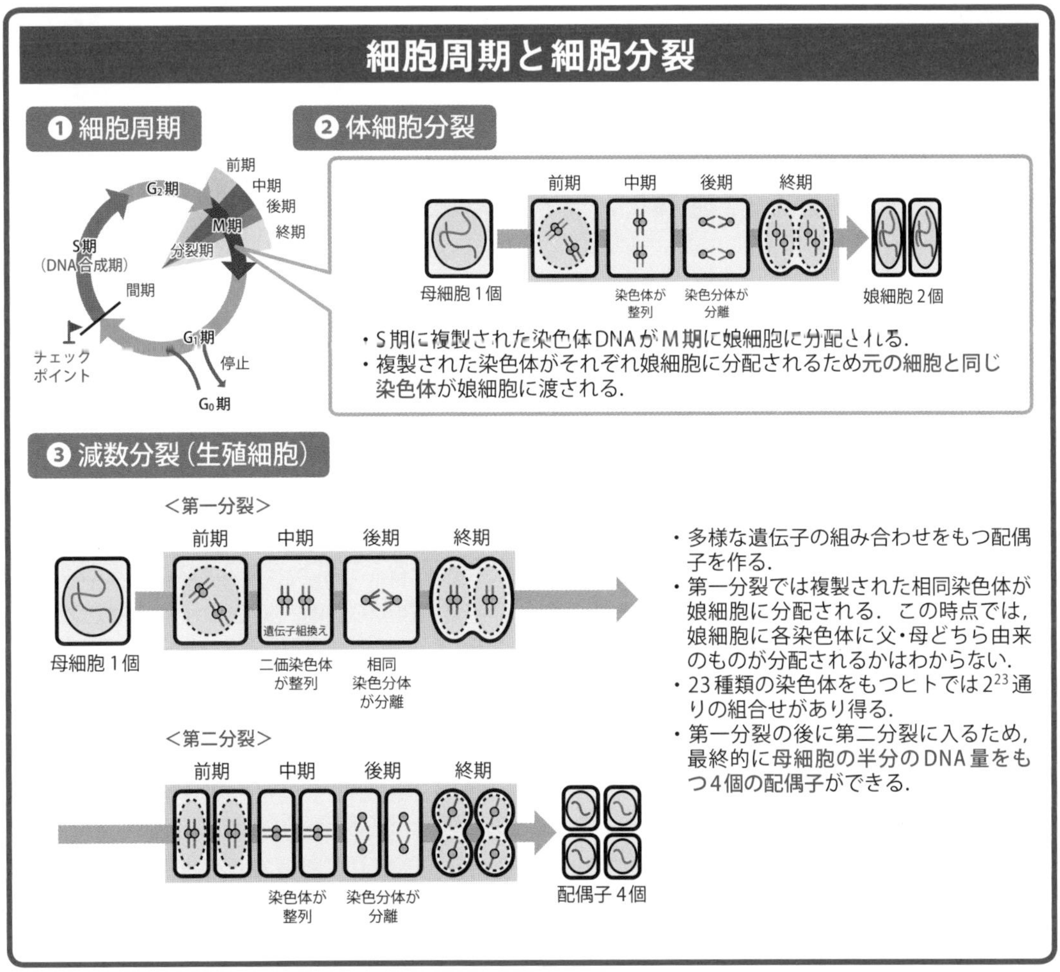

減数分裂の第一分裂では, 相同染色体が対合し二価染色体を形成する. この際, 両親から受け継いだ染色体が部分的に入れ替わった染色体が作られ, これを**遺伝的組換え**という. 第一分裂中期に二価染色体が赤道面に並び, 第一分裂後期に各相同染色体が両極に移動し, 第一分裂終期に細胞質がくびり切られ2細胞となる. 続いて遺伝情報の複製を経ずに第二分裂が開始されることで, 遺伝情報の多様な配偶子4個ができる(**図③**).

4 卵と精子の受精

精子の形成では1個の一次精母細胞の減数分裂により4個の精子細胞ができるのに対し, 卵形成では細胞分裂は極端に不均等である. 一次卵母細胞は減数分裂の第一分裂途中で停止し, 生殖適齢期にホルモン刺激により卵巣内で分裂を再開する. 元と同じ大きさの細胞と非常に小さい極体という不均等分裂によって, 結果として1個の一次卵母細胞から, 生殖にかかわる1個の卵ができる.

卵への精子の侵入を**受精**とよび, 受精時に第二分裂中期にある二次卵母細胞は, 受精後に第2極体を放出する. 結果として残った卵由来の核と精子由来の核が融合し, 2倍体の受精卵となる.

(亀高　諭)

LECTURE 3－3 細胞の傷害

PT・OT
国試出題

POINT

細胞の死はネクローシスとアポトーシスに大別される．アポトーシスはプログラムされた細胞死で，生体にとって重要な役割を担う．

1 ネクローシス（壊死）とアポトーシス（自死）（図①）

細胞が外傷，ウイルス感染，放射線被爆など外部からの物理的・化学的な傷害により死ぬことを**ネクローシス（壊死）**とよぶ．ネクローシスの起こり方は多様であるが，多くの場合，細胞膜のバリア機能が失われて，外界からイオンや水などが流入・流出することで細胞が破壊され死に至る．

それに対し，**アポトーシス（自死）**は生理的な状況下で起こる細胞死であり，増殖因子の欠乏や，発生の時期にプログラムされて起こることが知られている．また，成体においても，細胞を取捨選択するための機構として，不必要な細胞を減らすために起こる．アポトーシスでは細胞を殺すための仕組みが死ぬ細胞の側で活性化されることで，染色体DNAの切断，細胞の断片化などが起こり，多くの場合死んだ細胞はマクロファージなど免疫系の細胞により速やかに処理される．

2 アポトーシスのメカニズム（図②）

アポトーシスが誘導される経路は多数存在するが，細胞外・細胞内の刺激に応答する2つの経路に大別される．細胞外の刺激は，ホルモンの一種である腫瘍壊死因子（Tumor Necrosis Factor：TNF）や，マクロファージなど免疫系細胞の細胞表面分子（Fasリガンド）などが細胞に作用することでアポトーシスを誘導する．細胞内に要因がある場合は，細胞周期のチェックポイントなどで問題が生じた際などに，ミトコンドリアから電子伝達系の構成因子であるシトクロムcが細胞質に漏れ出てくることがきっかけとなりアポトーシスが誘導される．

どちらの経路が刺激された場合も，結果として刺激を受け取った細胞の内部でカスパーゼとよばれる蛋白質分解酵素が活性化され，カスパーゼがさまざまな酵素をさらに活性化させることで，さみだれ式に下流でクロマチンの分解，細胞の断片化などのさまざまな現象が起こる．ネクローシスと異なり，断片化を伴う細胞死は，死んだ細胞がマクロファージなどの免疫系の細胞により効率的に貪食されるためだとされている．

3 ヒトにおけるアポトーシスの生理的な意義

生理的なアポトーシスはさまざまな場所や時期でみられる．特に発生のある時期に，アポトーシスによるプログラムされた細胞死が誘導される．たとえば，発生期の胎児の指は最初板状の組織として形成されるが，その後，指の間（水かきに相当する部分）の細胞がアポトーシスで取り除かれることにより，指の形態が作られる（**図③**）．また，発生期における口蓋（口腔の天井の部分）形成の際には両側から伸び上がってきた口蓋が正中で出合い，接した上皮の細胞がアポトーシスで死ぬことで，口蓋が接着する．この上皮細胞のアポトーシスが妨げられると，口唇口蓋裂などの奇形を生じることがある．成体においては，細胞障害性T細胞などの免疫系の細胞が成熟する過程におい

細胞の傷害

❶ネクローシス（壊死）とアポトーシス（自死）

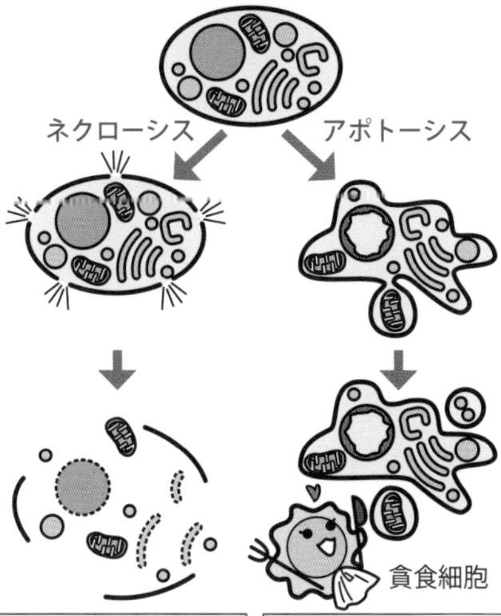

細胞の膨化に続き細胞膜の崩壊と細胞の溶解が起こる.

細胞膜は保たれ細胞構造の断片化が起こる.
断片化した細胞は貪食細胞（マクロファージなど）により貪食される.

❷アポトーシスを誘導する2つの経路

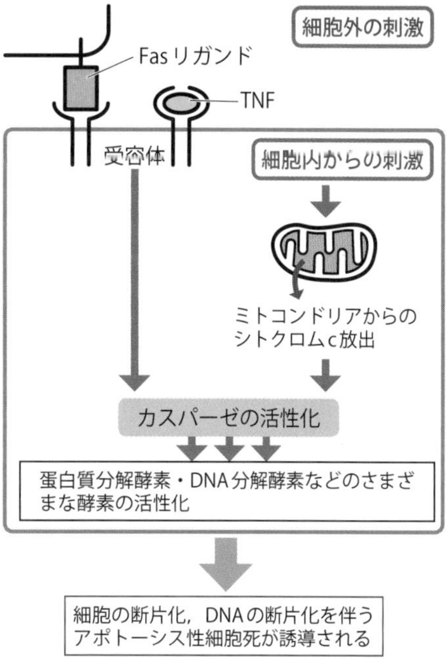

❸アポトーシスの生理的意義

右図はマウス胎児における前肢の様子を模式的に表したものである.
アポトーシスに必要な遺伝子を欠いたマウスでは、指の間の水かきの部分の組織が死なずに残ってしまう.

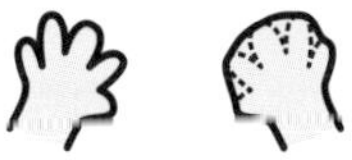

正常マウス（左）と遺伝子ノックアウトマウス（右）の手指（文献[3]より改変）

て，自己を攻撃する細胞はアポトーシスの仕組みを使って積極的に排除される.

4 組織や臓器の病理学的変化

萎縮，化生，肥大，過形成は病理学の用語で，組織や臓器の病理学的変化を表す.

・**萎縮**：細胞や組織の老化，炎症や栄養不足などにより，組織や臓器が小さくなり機能低下が起こる.

・**化生**：細胞が炎症，感染，腫瘍などの影響で，本来と異なった形態や機能をもつように変化する現象を表す.

・**肥大**：組織や臓器が，細胞の増殖や水分・細胞内物質の蓄積などにより増大すること.

・**過形成**：遺伝的な要因，炎症，がん，組織の過剰な刺激などにより，正常な範囲を超えた細胞の増殖が起こる状態である.

（亀高　諭）

LECTURE 3-4 異常増殖（腫瘍）

PT・OT・ST
国試出題

POINT

がんは増殖（細胞周期）のコントロールができなくなった細胞である．その多くは遺伝子の変異により引き起こされる．

1 がん細胞とは

身体を構成する細胞の増殖はさまざまな方法でコントロールされている．たとえば，皮膚に傷ができると，傷に面した細胞が増殖を始め，やがて両側の細胞が出合うと細胞同士の接着が刺激となって細胞の増殖は止まる（LECTURE3-2参照）．ところが何らかの理由でこの機能が働かない細胞が現れると，その細胞集団が身体の中で増え続ける．

このような無限増殖性の細胞が作る細胞集団を**腫瘍**とよび，特にその増殖が全身性の体液成分異常（悪液質※）を引き起こし，生命を脅かすものを**悪性腫瘍**とよぶ．悪性腫瘍のうち，上皮細胞由来のものを**がん**，結合組織（骨，筋など）由来のものを**肉腫**，血液細胞由来のものを**白血病**とよぶが，一般的にこれらの細胞を癌（がん）細胞と総称することが多い．

がん細胞の特徴として，上記の接触阻止能の喪失に加え，足場依存的な増殖能の喪失（細胞外基質に結合しなくとも増殖できること），細胞間接着の低下，組織への浸潤性の上昇などが挙げられる．

悪性腫瘍には，良性の腫瘍にはみられない以下の特徴がある．

①**高い転移性**：悪性腫瘍は他の部位に**転移**することがある（**図①**）．

②**異常な細胞増殖**：がん細胞は，正常な細胞とは異なる細胞増殖パターンを示す．がん細胞は，細胞分裂の制御を失って異常な速度で増殖することがある．

③**異常な細胞形態**：がん細胞は正常な細胞と比較すると，**形が大きく不規則で**，**異常な核をもつ**など形態が異なることがある．**浸潤性**に発育する．

※ がんなどが放出する因子により引き起こされる全身性の低栄養状態．

2 がんの原因

がん細胞の特徴の多くは，遺伝子の突然変異により説明される．多くの遺伝子変異が細胞のがん化にかかわることが知られているが，それらの遺伝子の多くは細胞増殖にもかかわる．細胞増殖に必須な機能をもつ遺伝子に変異が起こり，機能が異常に亢進して細胞ががん化する．その遺伝子を**がん遺伝子**とよぶ．

一方で，細胞増殖の抑制性の調節にかかわる遺伝子について，変異により機能が失われたことで細胞ががん化する場合は，その遺伝子を**がん抑制遺伝子**とよぶ．

3 がん抑制遺伝子とは（図②）

がん抑制遺伝子の中で最もよく機能が調べられている分子がp53である．p53は細胞の中のDNAが化学物質や放射線などにより傷害を起こしたときに，DNAを修復するための蛋白質の発

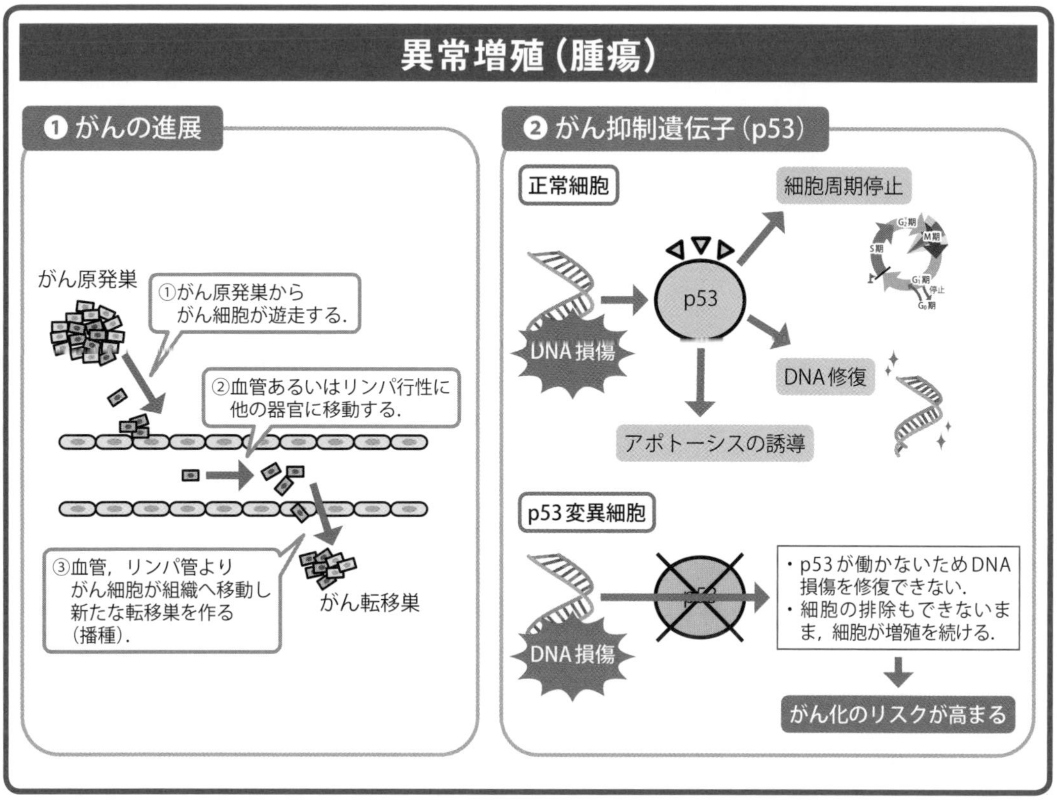

現を誘導し，活性化させる働きがある．またp53は細胞周期（LECTURE3-2参照）のブレーキとして働くp21の発現を誘導することで，細胞が問題を抱えたまま次の細胞周期に入らぬよう細胞周期をG1期で止めるという重要な役割を担っている．さらに，DNAが修復できないほど損傷した場合には，アポトーシス（LECTURE3-3参照）を誘導して問題を抱えた細胞を排除する働きをもっている．p53遺伝子に変異が入ることで機能が低下すると，細胞増殖のコントロールができなくなり，細胞はがん化しやすくなる．大腸癌をはじめとする多くのがん種において，がん細胞がp53の遺伝子変異をもつことから，p53の変異により有害な変異をもつ細胞が淘汰されず増えることで，細胞のがん化を促進させていると考えられている．

4 生体内におけるがんの進展（図①）

がんは単に腫瘍を形成するだけでなく，その周囲の組織にも広がることで，その細胞の一部が周囲のリンパ節に転移したり，血液を介して遠くの臓器に転移したりすることがある．また，がん細胞が臓器の深部に浸潤していくことで腹膜や腹腔内に広がる（播種）と，手術などでは完全に取り出すことは困難で，根治の難しい病態となることもある．

（亀高　諭）

LECTURE 4 - 1 組織・器官の発生と分化

POINT

受精卵は細胞分裂で桑実胚になる．中に卵黄嚢腔と羊膜腔が作られ，接する円盤状の面がそれぞれ内胚葉と外胚板の2層性胚盤になり，その間に細胞が移動して内胚葉・中胚葉・外胚葉の3層性胚盤になる．

1 受精卵の細胞分裂でつくられる細胞塊の中に3個の腔が存在する

①1つの細胞である受精卵は細胞分裂を繰り返して，細胞の塊である**桑実胚**になる（おむすびを想像してほしい）.

②おむすび（桑実胚）のなかに，具（たらこ）をつめるための腔（胚盤胞腔＝**卵黄嚢腔**）を作る.

③さらに，たらこ（卵黄嚢）に接するように追加の具（梅干し）をつめるための腔（**羊膜腔**）を作る.

④たらこ（卵黄嚢）と梅干し（羊膜腔）を包みこむようにツナマヨをつめる腔（**胚外体腔**）を作る.

⑤おむすびの周りに海苔（**栄養膜細胞層**）を巻く．海苔である栄養膜とその一部から分化した**栄養膜合胞体細胞**が，増殖と浸潤により子宮内膜の子宮腺と血管を破壊して絨毛間腔を作る．絨毛間腔が作る胎盤から臍帯を介して母体との間で物質交換をする.

⑥このおむすびは今，米粒の層の中にツナマヨをつめる腔（胚外体腔），その中にたらこ（卵黄嚢腔）と梅干し（羊膜腔）をつめる2つの腔が接して浮いているような状態になる.

⑦胚外体腔に浮いた状態のたらこ（卵黄嚢）と羊膜が接した胚盤は臍帯で胎盤と連絡している.

2 羊膜腔と卵黄嚢が接する円盤状の2層性胚盤から胚子ができる

⑧たらこと梅干しが接した部分は楕円形の卵黄嚢と羊膜からなる2層性胚盤で，ここから人体が作られる.

⑨楕円形部分の卵黄嚢側が**内胚葉**，羊膜腔側が**外胚板**（後の外胚葉）になる.

⑩羊膜腔側の外胚板の一部が長軸方向に長い突起（**脊索**）を2層の間に伸ばし正中を決定する.

⑪脊索突起の前方が頭部の口咽頭膜まで，後方が尾部の排泄腔膜まで伸び左右対称の形成が進む.

⑫羊膜腔側の外胚板の正中線に沿って両指で40数回摘むようにして管（**神経管**）を作る.

⑬中央部から摘んでできた神経管は，最後に尾側と頭側を摘んで中枢神経系の基本ができる.

⑭40数回摘んだ部分は節状構造（**体節**）で，椎骨・脊髄神経・皮膚感覚の脊髄神経の分節的支配（皮節）の基本となる.

⑮神経管の形成とともに2層性胚盤間に外胚板の一部と両側の細胞が侵入して**中胚葉**が作られる.

⑯結果として，外胚板の大半は体表に，正中部分の神経管は中枢神経系に，体節形成とともに中に入り込んだ神経成分（**神経堤**）は末梢神経系に，外胚板（この時点では**外胚葉**）と内胚葉の間に入り込んだ体節状の成分は中胚葉になる.

3 3層性胚盤が頭・尾屈と側屈により立体になる

⑰羊膜側の外胚葉，卵黄嚢側の内胚葉，間の中胚葉の3層性楕円形胚盤は頭尾屈と側屈によって，

組織・器官の発生と分化

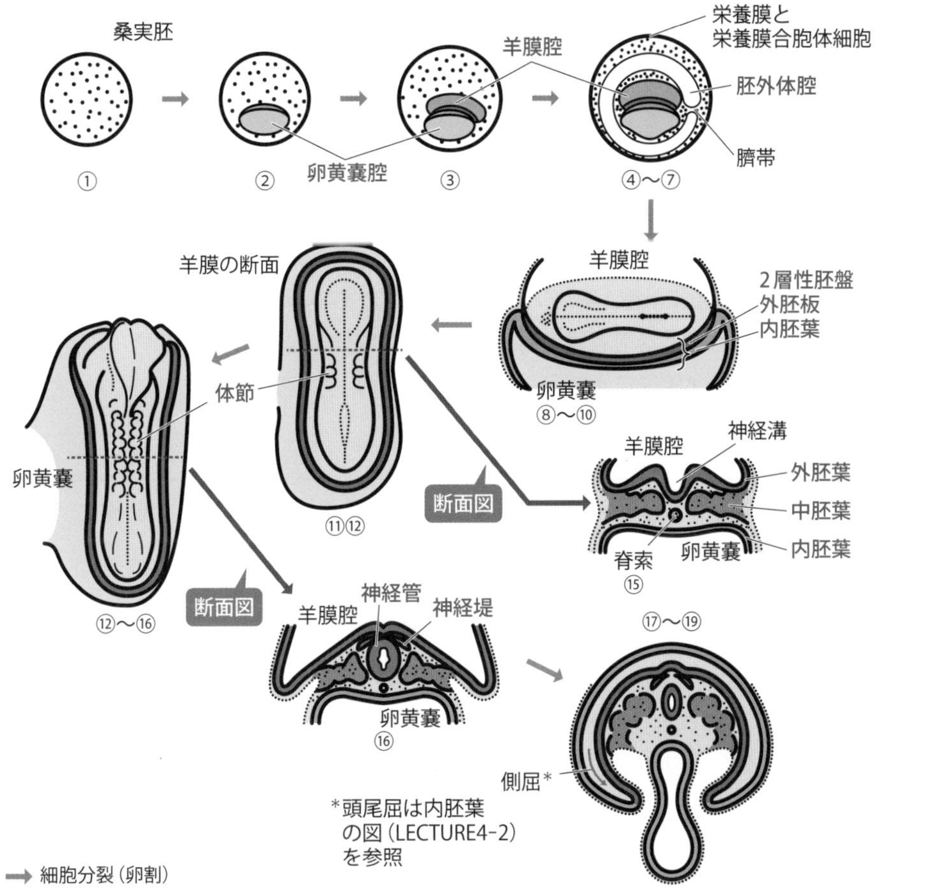

受精卵 → 細胞分裂（卵割）

→ 桑実胚

- → 胚盤胞腔（卵黄嚢） → 内胚葉 → 内胚葉
- → 内細胞塊 → 外胚板
  - → 外胚葉
    - → 表層・神経外胚葉
    - → 神経堤
  - → 中胚葉 → 沿軸・中間・側板中胚葉
  - → 羊膜腔
- → 外細胞層 → 胚外中胚葉*
  - → 胚外体腔
  - → 栄養膜 → 栄養膜と栄養膜合胞体細胞 → 胎盤

＊胚外中胚葉：2層性胚盤の間の中胚葉は胚性中胚葉というのに対して，栄養膜の裏打ちや羊膜と卵黄嚢を包む中胚葉を胚外中胚葉という．

胚子は全体が羊膜腔の羊水に包まれる．

⑱腹側には頭（前頭骨の下の顔）から肛門まで左右対称の構造が結合したスジ（人中・口蓋縫線・舌中隔・白線・陰茎縫線・陰嚢縫線）ができ，羊膜に包まれた3層性の円盤は筒状の立体となる．

⑲受精卵は細胞塊⇒2層性胚盤⇒3層性胚盤⇒頭尾屈と側屈を経て，胚子の立体構造形成が羊水の中で容易に進行できる．受精後7週末（頂尾長が約20mm）までが基本構造ができる胚子期で，8週からは身長と体重が急激に増加する胎児期を経て約266日後（正期産では身長50cm，体重3,000g）に出生する．

（白澤信行）

LECTURE 4 - 2

内胚葉由来（消化器・呼吸器）

PT・OT 国試出題

POINT

内胚葉由来の器官は，咽頭から直腸までの消化管，付属器官（肝臓・胆嚢・膵臓）の消化器，消化管の喉頭部から分岐・成長した呼吸器である．

1 卵黄嚢の天井部分が胚子内で管構造になった消化管

卵黄嚢が羊膜腔に接する胚盤部分が管状になった消化管と，その上皮から形成される実質臓器（肝臓，膵臓，甲状腺，上皮小体，胸腺）は内胚葉由来である．消化管の頭方端は①**口咽頭膜**で外胚葉性の口腔と，尾方端は②**排泄腔膜**で外胚葉性の肛門管と境界する．後に両方の膜が消失して羊膜腔と接続し，胚子の消化管は羊水で満たされる．

2 消化管は前腸・中腸・後腸に分割する

内胚葉由来の消化管は咽頭，喉頭，食道，胃，十二指腸までが③**前腸**，卵黄嚢につながる空腸，回腸，大腸近位部までが④**中腸**，大腸遠位部と直腸までが⑤**後腸**である．

3 咽頭からの突起の耳管と喉頭からの突起の肺芽

前腸の頭側端は咽頭で，咽頭から左右に伸びた耳管と中耳の上皮（中耳側の鼓膜を含む）は内胚葉由来である．前腸の腹側は口咽頭膜前方の心臓形成域と⑥横中隔（横隔膜の原基）が位置する．前腸の喉頭から腹側に⑦肺芽が形成され呼吸器となる．

4 肝臓・胆嚢・膵臓は十二指腸の突起として発達する

前腸の尾側端は十二指腸で，十二指腸の突起として形成される消化器系付属器官の⑧肝臓，⑨胆嚢，⑩膵臓は内胚葉由来である．肝臓芽は腹側の壁（横中隔）の中で大きく成長して横隔膜に接する．肝臓芽の基部の突起は胆嚢と胆管になる．膵臓は肝臓芽と胆嚢芽とともにできる腹側膵臓芽と，背側の間膜の中にできる背側膵臓芽が癒合して作られるため，腹側膵臓の主膵管が開口する大十二指腸乳頭と背側膵臓の副膵管が開口する小十二指腸乳頭が残る．

5 卵黄嚢に卵黄茎でつながる空腸と回腸

空腸から大腸近位部までの中腸は，回腸の一部で卵黄嚢に卵黄茎でつながっていた．消化管の反時計回りの270°の回旋運動とともに卵黄茎は退化消失し，消化管は臍部から離れて腹腔に納まる．

6 初期の消化管の遠位端は直腸が尿生殖洞に分割される前の総排泄腔

後腸の遠位端は尿嚢からの尿膜管も開口する⑪**総排泄腔**である．総排泄腔は臍帯基部が伸びた尿直腸中隔によって前部の**尿生殖洞**（一部は膀胱と膣部）と後部の**直腸**に分割される．したがって，膀胱と直腸，膀胱に続く尿道（女性の大半，男性の近位部）と付属腺（前立腺）は内胚葉由来である．

内胚葉由来（消化器・呼吸器）

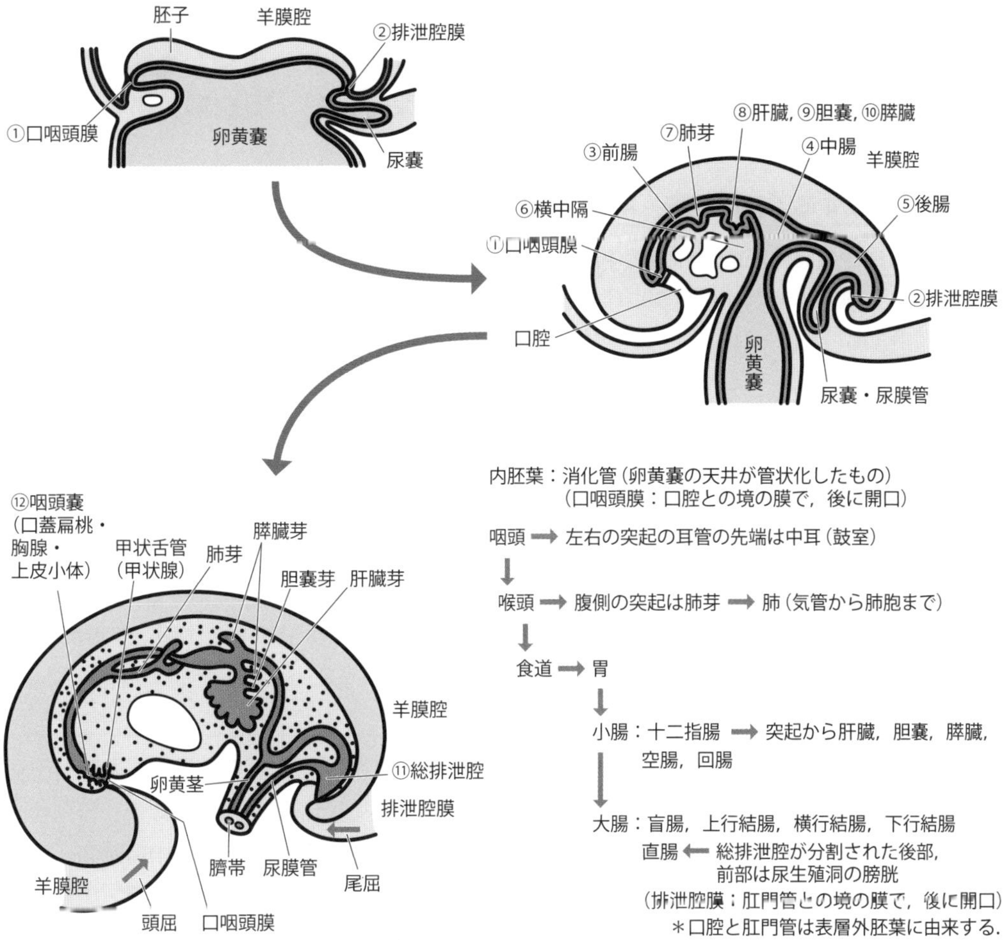

内胚葉：消化管（卵黄嚢の天井が管状化したもの）
（口咽頭膜：口腔との境の膜で，後に開口）

咽頭 → 左右の突起の耳管の先端は中耳（鼓室）
↓
喉頭 → 腹側の突起は肺芽 → 肺（気管から肺胞まで）
↓
食道 → 胃
↓
小腸：十二指腸 → 突起から肝臓，胆嚢，膵臓，
空腸，回腸
↓
大腸：盲腸，上行結腸，横行結腸，下行結腸
直腸 ← 総排泄腔が分割された後部，
前部は尿生殖洞の膀胱
（排泄腔膜：肛門管との境の膜で，後に開口）
＊口腔と肛門管は表層外胚葉に由来する．

7 肺芽は喉頭からの突起として発達する

肺は消化管の喉頭部から⑦**肺芽**として分岐しながら成長した構造で，気管・気管支から肺胞までの呼吸器の上皮部は消化管と同様の内胚葉由来である．

8 顔部と頸部は第１～４（ないし５）対の咽頭弓（鰓弓《さいきゅう》）で形成される

左右から伸びて正中部で癒合する４（ないし５）対の咽頭弓は顔部と頸部を形成する．顔部の口腔と鼻腔の上皮は外胚葉性，咽頭と喉頭のある頸部では内胚葉性である．咽頭部にできる陥凹（⑫咽頭嚢）の上皮から形成される甲状腺，口蓋扁桃，舌根扁桃，上皮小体（副甲状腺），胸腺は基本的には内胚葉由来である．咽頭弓内部は中胚葉性と神経外胚葉性成分を含むため，結果的に一部に中胚葉と神経外胚葉由来の成分が含まれる．

（白澤信行）

LECTURE 4-3 中胚葉由来（筋骨格・循環器・泌尿生殖器）

ST 国試出題

POINT

中胚葉は，神経管形成時に内胚葉と外胚板の間に侵入・増殖した細胞集団で構成される．中胚葉由来の組織は筋骨格，泌尿生殖器，循環器である．

1 体節を構成する沿軸中胚葉，中間中胚葉，側板中胚葉の移動

中胚葉で構成される体節成分は**沿軸中胚葉**，**中間中胚葉**，**側板中胚葉**の３つに分けられる．胚子の側屈により，帯状に背側から腹側に移動し，筋，骨，真皮，結合組織，泌尿生殖器系，循環器系になる．

2 沿軸中胚葉からの分化

沿軸中胚葉の塊から，皮板，椎板，筋板の細胞塊を形成し，体節に沿って体幹の真皮と結合組織，脂肪組織，軟骨，椎骨と四肢骨，骨格筋（横紋筋），腱，関節腔の滑膜，歯の象牙質[※1]が作られる．

※1　歯の象牙質は歯乳頭に侵入した中胚葉性の象牙芽細胞から，セメント質は歯根周辺の中胚葉性のセメント芽細胞から作られるが，エナメル質は歯槽上皮から分化したエナメル芽細胞から作られるため外胚葉由来である．

3 中間中胚葉からの分化

中間中胚葉からは，泌尿器の腎臓と尿管，生殖器の精巣，精巣上体，精管，卵巣，卵管，子宮が作られる．腎臓の尿細管と精巣の精細管，腎臓の集合管から尿管と精巣の精巣上体管から精管は同じ基本構造から作られる．女性生殖器の卵管と子宮は，精管や尿管の原基となる中腎管の近傍に形成される中間中胚葉性の中腎傍管から作られる．泌尿器系は頸部から骨盤部まで前腎・中腎・後腎が形成されるが，ヒトでは骨盤部の後腎のみが腎臓として発達する．

4 側板中胚葉からの分化

側板中胚葉からは，循環器系の血管系（心臓，動脈と静脈），リンパ系（リンパ管，リンパ節，脾臓[※2]），骨髄の血球，内臓の平滑筋と心筋の横紋筋，結合組織が作られる．心臓は心臓形成域の１対の血管が正中部分で癒合した管が屈曲しながら２心房２心室になった構造のため，動静脈と同じ側板中胚葉由来である．体腔に面する側板中胚葉の両外側は胚子の頭尾屈と側屈により，胚子内の心膜腔，胸腔，腹腔の上皮である心膜，胸膜，腹膜を作る．

※2　リンパ系の免疫臓器である口蓋扁桃，舌根扁桃，咽頭扁桃，胸腺は消化管の咽頭嚢上皮から作られるため内胚葉性組織である．

5 間葉細胞（mesenchymal cells）とは

中胚葉の類似語としてよく用いられる「間葉（mesencyme）」はその起源にかかわらずに卵黄嚢側の内胚葉と羊膜腔側の外胚板の間に侵入・増殖した結合組織を指す．間葉組織は中胚葉細胞の大

中胚葉由来（筋骨格・循環器・泌尿生殖器）

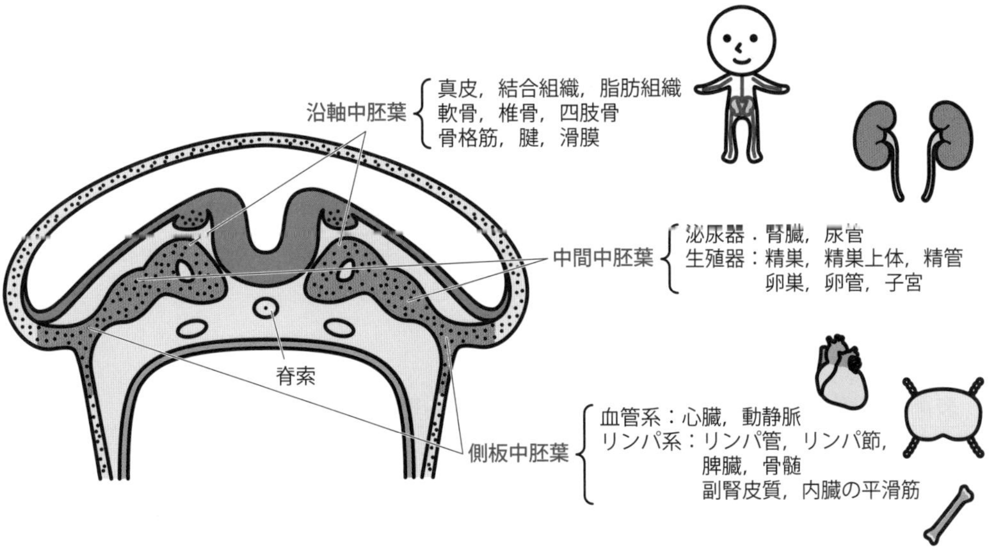

中胚葉
- → 沿軸中胚葉
  - → 体節
    - → 皮板 → 真皮
    - → 筋板 → 骨格筋
    - → 椎板 → 椎骨，四肢骨，軟骨，結合組織，腱，滑膜，中枢神経を包む硬膜，眼の強膜
- → 中間中胚葉
  - → 泌尿器
    - → 前腎（退化）
    - → 中腎 → 精細管，精管，副腎皮質
    - → 後腎 → 腎臓（ネフロン，集合管，乳頭管），尿管
  - → 生殖器
    - → 生殖堤 → 精巣，卵巣
    - → 中腎傍管（中腎の側にできる管）→ 卵管，子宮
- → 側板中胚葉
  - → 循環器系 → 血管系（心臓，動静脈），リンパ系（リンパ管，リンパ節，脾臓），骨髄
  - → 内臓の平滑筋，心筋（横紋筋）
- → 脊索中胚葉 → 脊索

半と神経外胚葉の一部を含む細胞突起が網状に連結したまばらな構造である．間葉細胞は軟骨細胞，骨細胞，心筋細胞，腱細胞，脂肪細胞などになる．したがって中胚葉由来の組織を厳密に分けることは難しいので，内胚葉由来と外胚葉由来の組織を理解し，残りが中胚葉性組織または神経外胚葉を一部に含む間葉由来の組織と考える．

（白澤信行）

LECTURE 4-4

外胚葉由来（皮膚・神経系・感覚器）

PT・OT 国試出題

POINT

外胚葉由来は羊膜腔に面する表層外胚葉，神経管から分化する神経外胚葉，神経管の形成時に左右に分離した体節状の神経堤に分けられる．

1 表層外胚葉の肥厚と陥入から分化するもの

表層外胚葉は神経管の形成後に胚子の体表になる表皮（体表，口腔，鼻腔，副鼻腔，肛門管，尿生殖路の末端部）の部分である．表皮の肥厚と陥入から作られる毛，爪，汗腺，脂腺，乳腺，歯のエナメル質，眼の角膜，外耳道と外耳側の鼓膜がある．

2 表層外胚葉の肥厚と陥入の後に分離した塊から形成されるもの

眼の水晶体は眼杯によって誘導された表層外胚葉が陥入後に分離して形成される．表皮が陥入後に分離した耳胞から形成される内耳（前庭と蝸牛），口腔上皮が陥入後に分離した下垂体前葉と中葉がある．外耳と内耳は外胚葉由来であるが，咽頭からの分岐（耳管）で形成される中耳の鼓室は内胚葉由来となる．

3 神経外胚葉の神経管から分化するもの

神経外胚葉は神経系を作る．神経管から形成される中枢神経系の頭部は肥厚した前脳胞，中脳胞，後脳胞になり，成長と屈曲して大脳，脳幹，中脳，小脳，橋，延髄になる．頸部以降は脊髄になる．脳の一部が突出して形成される眼の視神経と眼杯の網膜と毛様体突起，脳の一部が突出して形成される松果体と下垂体神経葉がある．神経管を構成する神経芽細胞から分化した多極神経細胞，神経膠芽細胞から分化した星状神経膠細胞と希突起神経膠細胞，脳室と脊髄中心管を覆う上衣細胞も神経外胚葉由来の細胞である．脳内に分布する小膠細胞と脳を包む髄膜は中胚葉由来である．

4 神経外胚葉の神経堤から分化するもの

神経管形成時に体節構造とともに神経外胚葉の成分が左右に分離した**神経堤**からは，末梢神経の脊髄神経と脳神経，知覚神経節と神経，副腎髄質，メラニン細胞が作られる．神経堤細胞は体幹に広く分布して，後根神経節を作る偽単極神経細胞体と神経細胞体を包む衛星細胞，神経軸索を髄鞘で取り巻くシュワン細胞，中胚葉性組織の副腎皮質に囲まれた副腎髄質，椎体の両側に移動した交感神経節細胞，内臓の近傍まで移動した腹腔神経節細胞や腎神経節細胞など，消化管の蠕動運動をつかさどる消化管神経叢，皮膚，毛，虹彩や網膜に分布するメラニン細胞，鼻腔の嗅上皮などに分化する．

外胚葉由来（皮膚・神経系・感覚器）

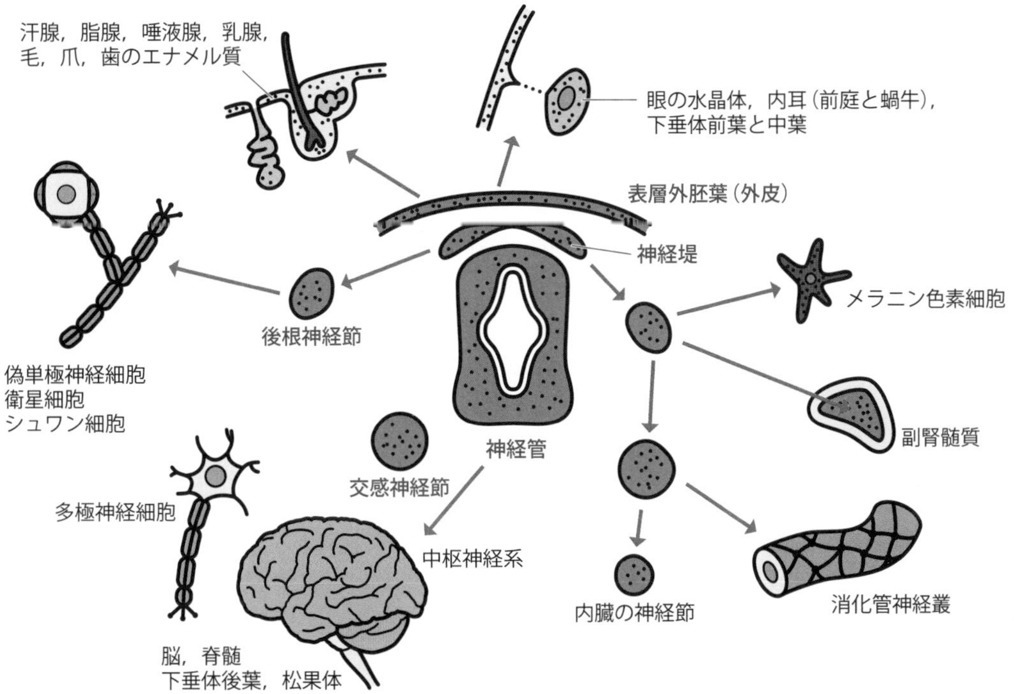

外胚葉

- 表層外胚葉
  - 表皮が陥入 → 唾液腺，汗腺，脂腺，乳腺，毛，爪，歯のエナメル質，外耳
  - 表皮が陥入後に分離した塊
    - 耳胞 → 内耳（前庭器官，蝸牛）
    - 眼杯に誘導された上皮 → 水晶体，虹彩の瞳孔散大筋と瞳孔括約筋
    - 口腔上皮 → 腺下垂体（前葉と中葉）
- 神経外胚葉
  - 神経管
    - 脳，脊髄
    - 脳の突起 → 視神経と眼の網膜，下垂体後葉，松果体
  - 神経堤
    - 脳神経，知覚神経と知覚神経節（後根神経節細胞，シュワン細胞，衛星細胞）
    - 交感神経，交感神経節，内臓の神経節
    - 副腎髄質，メラニン細胞
- 例外として表層外胚葉 → 虹彩の瞳孔括約筋と瞳孔散大筋，外分泌腺の筋上皮細胞

5 例外としての外胚葉由来の筋

眼杯から作られる虹彩の平滑筋（瞳孔括約筋と瞳孔散大筋），表層外胚葉の乳腺，汗腺，涙腺などの腺組織にある筋上皮細胞は表層外胚葉由来である．

（白澤信行）

LECTURE 5 - 1

神経情報の伝達

PT・OT・ST 国試出題

POINT

神経細胞はニューロンとよばれ，ここで発生した電気的興奮（活動電位）は細胞内，シナプスを介して次のニューロン（あるいは効果器）へ伝わる．

1 活動電位の発生と伝導

ニューロンの細胞内外のイオンは濃度差があり，Na^+（ナトリウムイオン）は細胞外に多く，K^+（カリウムイオン）は細胞内に多い．静止状態における細胞内の電位（静止膜電位）は外側と比べ約−70 mV付近にあり，興奮性シナプスの加重により閾値を超えると**活動電位**が発生する．神経の活動電位は主にNa^+の細胞内への流入とK^+の細胞外への流出で生じる．静止状態より膜電位がプラスに動くことを脱分極，マイナスに動くことを過分極という（**図①**）．

2 興奮の伝達

活動電位が神経終末まで到達するとシナプス前細胞から伝達物質が放出され，シナプス後細胞の受容体と結合し興奮性シナプス後電位（EPSP），あるいは抑制性シナプス後電位（IPSP）を発生させる．受容体が動かすイオンにより脱分極すれば興奮性，過分極すれば抑制性伝達になる．主要な興奮性伝達物質はグルタミン酸，抑制性伝達物質はGABA（γアミノ酪酸）で，その他部位により，アセチルコリン，ドパミン，セロトニン，グリシンなどさまざまな伝達物質がある．EPSPが加重し閾値を超えると活動電位が発生する．

3 中枢神経と末梢神経

神経系は脳・脊髄からなる**中枢神経**と，自律神経を含む**末梢神経**からなる．中枢からの指令を末梢へ伝えるのは**運動神経**で，**遠心性神経**である．筋の収縮は運動神経からのアセチルコリン放出により行われる．一方，末梢からの情報を中枢に伝えるのは**感覚神経**で，**求心性神経**である．

4 自律神経系

自律神経系は交感神経と副交感神経により構成され，循環，呼吸，代謝，分泌，体温維持，排泄，生殖などの機能が無意識のうちに自動的に働き調節する．**交感神経**は「闘争と逃走の神経」とよばれ，エネルギーを消費して身体の活動を高め外部から保護する方向に働く．**副交感神経**は「休息と回復の神経」とよばれ，消化機能を高めエネルギーを蓄える方向に働く．支配先は平滑筋，心筋，腺などで，多くの臓器は二重に支配され，一方が減ると一方が目立つという**相反神経支配**である（**図②**）．

交感神経は胸髄・腰髄から，副交感神経は脳幹・仙髄から節前ニューロンを出力し，神経節で節後ニューロンをのりかえて臓器へ投射する．交感神経の伝達物質は，節前ニューロンはアセチルコリン，節後ニューロンはノルアドレナリン（感染，骨格筋の一部の血管に接続するニューロンはアセチルコリン）である．副交感神経は節前，節後ニューロンともアセチルコリンである（**図③**）．

神経情報の伝達

❶ 活動電位の発生・伝導と興奮の伝達

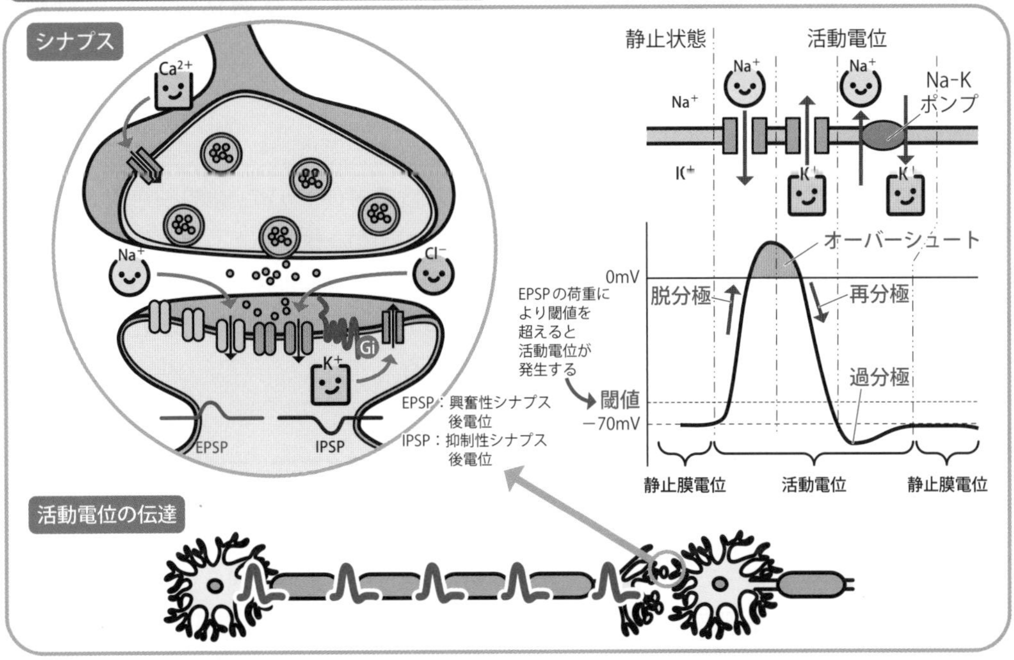

❷ 自律神経のはたらき

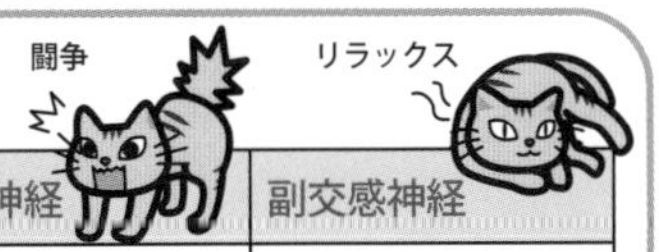

臓　器	交感神経	副交感神経
心臓（心拍数，拍出量）	増加	減少
血管	収縮	拡張
冠状動脈	拡張	収縮
気管支	拡張	収縮
瞳孔	散大	縮小
唾液	分泌促進（粘調性唾液）	分泌促進（漿液性唾液）
消化管運動	抑制	促進
消化液	分泌促進	分泌促進
膀胱	排尿抑制	排尿促進
副腎髄質	分泌亢進	－
立毛筋	収縮	－
汗腺	分泌促進	－

❸ 自律神経および効果器で放出される伝達物質

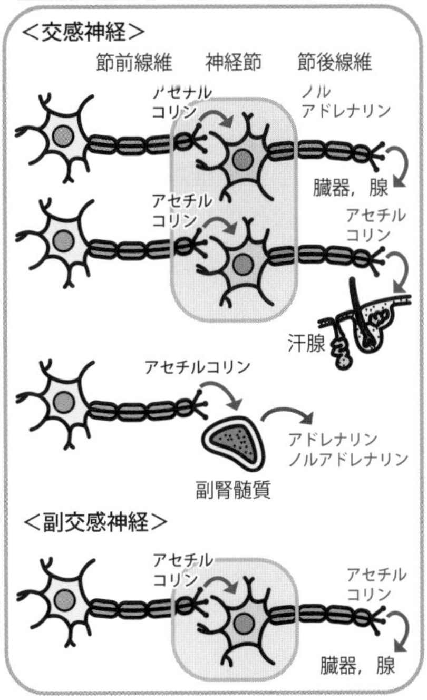

（山田順了）

LECTURE 5-2 消化と吸収

POINT

食物が消化・吸収されるためには，食物の通り道である消化管以外に肝臓，胆嚢，膵臓も重要な役割を担っている．

1 消化器系の構造と機能

消化器系には，**口から肛門までの消化管**〔口腔→咽頭→食道→（噴門）胃（幽門）→小腸（十二指腸，空腸，回腸）→大腸（盲腸，上行・横行・下行・S状結腸，直腸）→肛門〕と，**消化液を生成・貯蔵し消化管に分泌する器官**（唾液腺，肝臓，胆嚢，膵臓）がある．前者は摂取したものが通る管で，後者は直接食物と接することはない．基本的な機能は，食物の破砕（機械的消化，化学的消化，生物学的消化），食物の移送，吸収，分泌，代謝，排便である．

2 各器官での消化と消化液

・**口腔**：咀嚼により食物を破砕し唾液と混和させる．**唾液アミラーゼ**を分泌し，口腔内で一部のデンプンはデキストリン，麦芽糖に分解される．

・**胃**：胃壁の伸展運動と胃液により食物は液状（糜《び》粥《じゅく》）になり十二指腸に送られる．分泌線と分泌物は次のとおりである．**主細胞**からは，**ペプシノーゲン**（ペプシンの前駆物質）が分泌される．ペプシンは蛋白質分解酵素である．**壁細胞**からは，強酸（pH1～2）である**塩酸**が分泌される（H^+とCl^-は別々に分泌される）．**副細胞**からは，胃壁の保護のために**粘液**（ムチン）が分泌される．

・**小腸（十二指腸・空腸・回腸）**：胃から送られる酸性糜粥を，アルカリ性である**膵液**，**胆汁**により中和し，三大栄養素やビタミンを消化・吸収する

・**大腸**：小腸内容物は大腸を通過する間に水分，電解質（ミネラル）を吸収され便となり排出される．その他に糖質の発酵，蛋白質分解とアミノ酸発酵，ビタミンB群，ビタミンKの産生を行う．なお大腸には1,000種類以上の細菌が生息している．

・**膵臓**：外分泌作用（消化管に分泌）と内分泌作用（血中に分泌）がある．外分泌器官としての膵臓の役割は膵液の生成である．**膵液**は3大栄養素を分解する消化酵素が含まれており，アルカリ性である．膵管を通り，十二指腸に注ぎ胃酸を中和させる．

・**肝臓**：消化吸収された物質は血管を通り門脈から肝臓に入る．肝臓の機能は次のとおりである．

①血漿蛋白質の合成と代謝，②糖質の代謝（グルコース→グリコーゲンとして貯蔵），③脂質の代謝（コレステロールの合成・分解），④解毒：毒物・薬物・老廃物の代謝と処理（アンモニア→尿素），⑤**胆汁の合成と分泌（胆嚢で濃縮されて貯蔵する）**．

胆汁は胆汁酸塩，ビリルビン色素，コレステロールなどからなり，肝臓で作られ胆嚢で濃縮・貯蔵され，コレシストキニンの刺激により胆嚢から十二指腸へ排出される．

消化と吸収

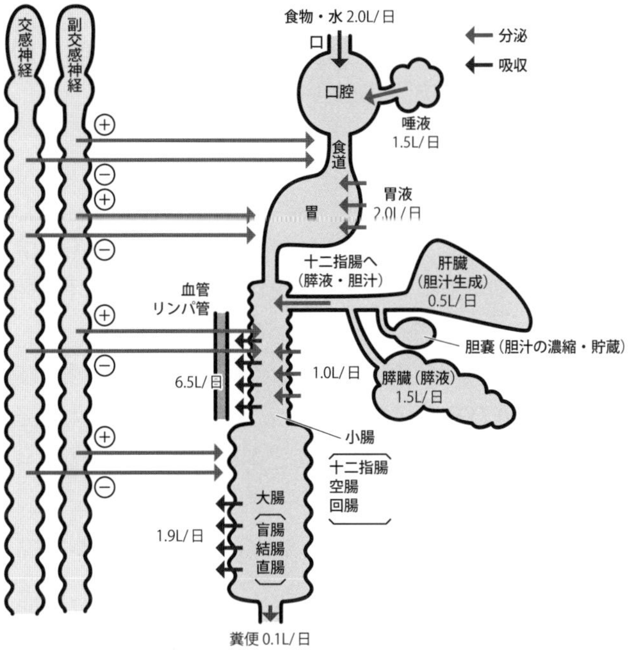

3　3大栄養素の消化吸収

蛋白質の消化・吸収にあたり，［　］で示される消化酵素の前駆体が十二指腸で消化酵素になる．トリプシン［トリプシノーゲン］，キモトリプシン［キモトリプシノーゲン］，カルボキシペプチダーゼ［プロカルボキシペプチダーゼ］．これらが蛋白質をペプチドに分解する．またアミノペプチダーゼとジペプチダーゼがペプチドをアミノ酸にし，アミノ酸は**小腸上皮**から血中へ吸収される．

炭水化物の消化・吸収にあたり，唾液アミラーゼ，膵アミラーゼがデンプンを麦芽糖（マルトース）に，マルターゼとラクターゼが麦芽糖をブドウ糖（グルコース）に分解する．グルコースは**小腸上皮**から血中へ吸収される．

脂質の消化と吸収にあたり，胆汁酸塩が脂肪を乳化させ，リパーゼがこれをさらに細かくする（ミセル化）．脂肪酸脂質（トリグリセリド）がモノグリセリド・脂肪酸になり，その後カイロミクロンとなり**リンパ管**へ吸収される．

4　自律神経の働き

交感神経と副交感神経は拮抗して働き，消化管運動は交感神経により抑制され，副交感神経により促進される．

（山田順子）

LECTURE 5-3 エネルギー代謝（細胞内）

PT・OT 国試出題

POINT

エネルギー代謝は物質代謝をエネルギーの側面からみたものであり，糖質，脂質，蛋白質の3大栄養素がエネルギー源となる．

1 代謝とエネルギー

ヒトは食物から栄養素を取り込み，生体分子の合成（同化）や，分解（異化）されてエネルギーに利用することで生命の維持・活動をしている．この過程を**代謝**といい，代謝を通じて組織を作ったりエネルギー産生をしたりする．

生物におけるエネルギーは生体内の仕事に利用される熱量を指し，食物の有する化学エネルギーを使って**アデノシン三リン酸（ATP）**を産生している．3大栄養素といわれる糖質，脂質，蛋白質のエネルギーを利用しており，それぞれ酸化されると4kcal/g，9kcal/g，4kcal/gのエネルギーを産生する※1.

※1 糖質，脂質は完全燃焼され最終的に二酸化炭素と水になるが，蛋白質は酸化後に尿素やクレアチニンなどの最終代謝産物を尿中に排泄する．

2 エネルギー産生は主に解糖系，TCA回路（クエン酸回路），電子伝達系で行われる（図）

・**糖代謝**：グルコースが酸化分解されエネルギーを得る過程である．門脈を経て肝臓から取り込まれたグルコースは各組織に運ばれてエネルギー源となり，余剰分はグリコーゲンに合成されて肝臓や骨格筋に，一部は脂肪に変換されて肝臓や脂肪組織に貯蔵される．

糖質は細胞質で行われる嫌気的な解糖系においてピルビン酸，酸素供給が少ない場合には乳酸にまで分解される．また，好気的な条件下ではピルビン酸はミトコンドリア内に入り，アセチルCoAに転換される．アセチルCoAはTCA回路，電子伝達系を経て二酸化炭素（CO_2）と水（H_2O）に酸化分解される．この過程で産生されたNADHや$FADH_2$から，電子の伝達によって多量のエネルギーが放出されATPが大量に産生される．

これらの反応にはミトコンドリア内の補酵素※2が必要であり，ビタミンが不足すると回路が進まなくなる．一連の系により，1molのグルコースから合計32分子のATPが生産される．

・**脂質代謝**：食物から摂取される脂質の大部分はトリグリセリドであり，グリセロールと脂肪酸に分解されて吸収される．吸収されたグリセロールと脂肪酸は水に不溶のため，リポ蛋白質であるキロミクロンの形で血液に入り，利用される．余剰分は体脂肪として脂肪組織に貯蔵される．

脂肪酸はアシルCoAとなって細胞内のミトコンドリアにおいてβ酸化されアセチルCoAを生じる．アセチルCoAは，TCA回路でATPを産生する．

・**蛋白質代謝**：摂取した蛋白質の大部分はアミノ酸にまで分解されて吸収される．蛋白質を構成するアミノ酸は20種類あり，アミノ基とカルボキシ基をもつ．

アミノ酸の分解は，アミノ基がアミノ基転移反応や脱アミノ反応を経て，炭素骨格部分（2-オキソ酸）がピルビン酸やアセチルCoAに変換され，TCA回路および電子伝達系でATPを産生すると

エネルギー代謝（細胞内） 文献1）を参考に作成

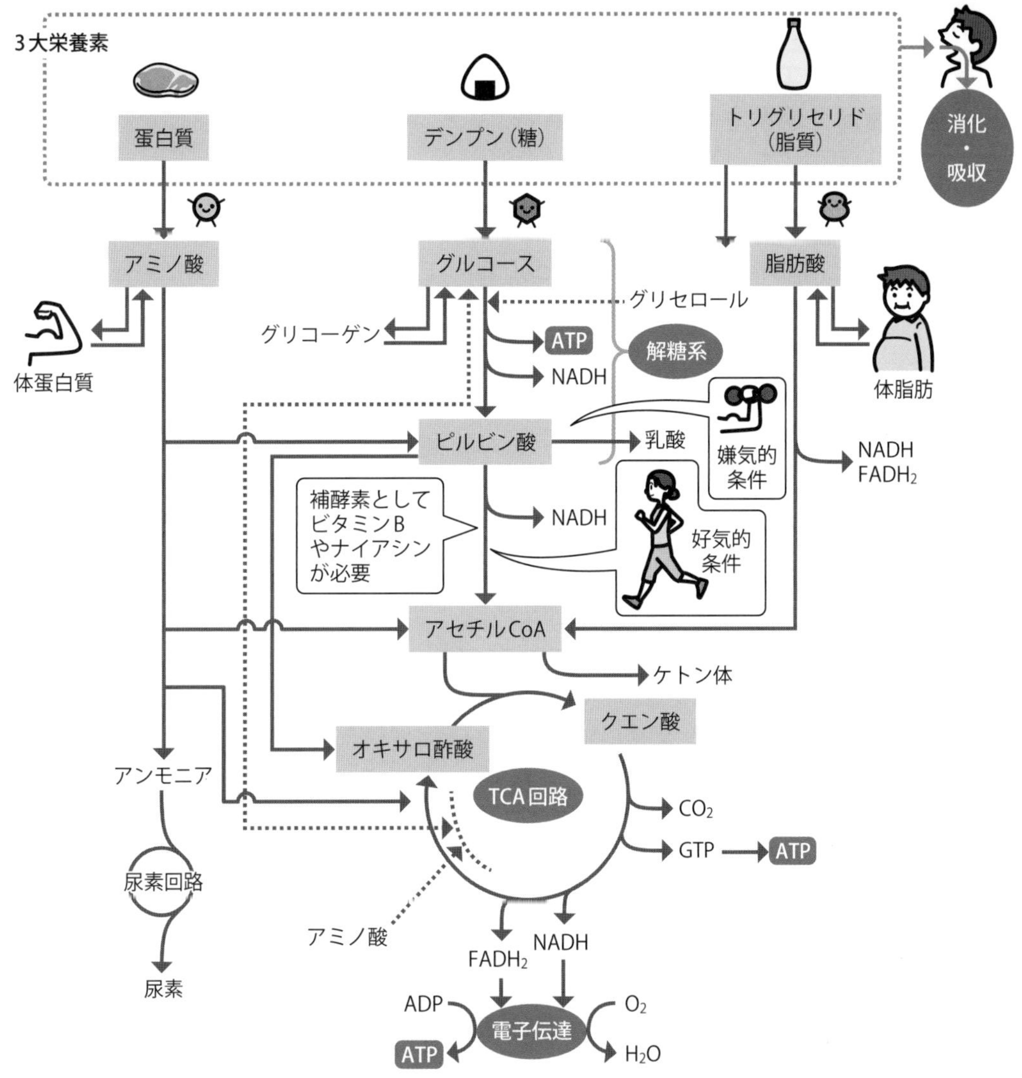

ともに，糖新生に使用される．アミノ基はアンモニア（NH_3）に変わるが，NH_3は体内では毒性が強いので，肝臓の尿素回路により無毒な尿素に変換されて排泄される．

※2　糖代謝にはビタミンB_1，B_2，ナイアシンなどが必要だが，脂質の代謝には不要である．

3 糖質，脂質，蛋白質の中間代謝は相互に密接な関係がある

糖質は解糖系を経てピルビン酸，アセチルCoAとなり，TCA回路に入り代謝される．脂質では，グリセロールは糖質と同様の経路を経て，また脂肪酸は酸化されてアセチルCoAとなり，ともにTCA回路に入り代謝される．脂肪酸と糖質の代謝の接点はアセチルCoAであり，そこからの代謝は共通である．アミノ酸においても多くがアセチルCoAとなり代謝される．他の経路を通るアミノ酸もいずれも最終的にはTCA回路に合流して代謝される．

（佐藤ちひろ）

LECTURE 5-4

エネルギー代謝（個体内）

PT・OT 国試出題

POINT

ヒトが消費するエネルギーには生命維持に必要なものと，日常生活や運動などの身体活動で消費されるものがある．

1 ヒトが行う5つのエネルギー代謝

・**基礎代謝（Basal Metabolism：BM，kcal/日）**：ヒトが生命維持のために消費するエネルギー．食後12～14時間が経過し，快適な環境において，仰臥位で安静・覚醒状態において，生命維持だけの必要最低限のエネルギー消費量を**基礎代謝量**（BEE）という（**図①**）．基礎代謝は性別，年齢，体格（身長・体重），栄養状態，日常の身体活動状況などで異なり，同性・同年齢ならば体表面積に比例する（**図②**）．

・**安静時代謝**：安静・覚醒状態での座位時のエネルギー代謝のこと．座位により筋緊張が亢進するため，基礎代謝量よりも消費エネルギーが増加する．

・**睡眠時代謝**：副交感神経が優位で，心拍数が低く，骨格筋が弛緩しており，身体の動きが少ない睡眠をとっている状態のエネルギー代謝のこと．

・**食事誘発性熱産生（diet-induced thermogenesis：DIT）**：食物摂取によりエネルギー代謝が亢進することを食事誘発性熱産生あるいは特異動的作用といい，摂取後数時間は体温が0.1～0.3℃上昇する．代謝亢進率は栄養素によって異なり，糖質6％，脂質4％，蛋白質30％とされる，通常はそれらが混合した食事をとっているため総エネルギー消費量は約10％となる．

・**活動時代謝**：運動や日常生活，家事，労働などの活動に伴って亢進するエネルギー代謝のこと．身体活動によるエネルギー消費は，運動によるものと，家事などの日常生活活動が該当する非運動性身体活動（Non-Exercise Activity Thermogenesis：NEAT）によるものの2つに大別できる．肥満予防にはこのNEATが重要といわれている．

2 1日の生活における消費エネルギー量は基礎代謝，DIT，活動時代謝の3つから構成される

1日の総エネルギー消費は，基礎代謝量が約60％，食事誘発性熱産生（DIT）が約10％，活動時代謝が約30％とされる（**図③**）．1日に必要なエネルギー量をエネルギー必要量といい，一般健常者は「日本人の食事摂取基準」に基づき計算する．傷病者の場合は，性別，年齢，体格，生活活動強度，病状などを考慮し算定する．Harris-Benedictの推定式よりBEEを求め，以下の式に代入して算定する．

▶傷病者のエネルギー必要量＝BEE×活動係数×ストレス係数

3 活動代謝はエネルギー代謝率やMETsを指標に捉える

・**エネルギー代謝率（Relative Metabolic Rate：RMR）**：エネルギー代謝率は活動に必要としたエネルギー量（労作代謝量）が基礎代謝量の何倍かを示した値で，式で表すと以下のようになる．

▶RMR＝〔労作代謝量（活動時のエネルギー消費量－安静時のエネルギー消費量）〕÷基礎代謝量

エネルギー代謝（個体内）

① 基礎代謝量（kcal/kg/日）

年齢（歳）	男性	女性
1～2	61.0	59.7
3～5	54.8	52.2
6～7	44.3	41.9
8～9	40.8	38.3
10～11	37.4	34.8
12～14	31.0	29.6
15～17	27.0	25.3
18～29	24.0	23.6
30～49	22.3	21.7
50～69	21.5	20.7
70以上	21.5	20.7

② 基礎代謝率を変化させる要因

体表面積	年齢・性・体重が同じ場合，体表面積が広い（身長が高く，痩せている）と放熱量が多くなるため基礎代謝が高い．
年　齢	こども＞大人（こどもは成長のために体内代謝が活発であるため）．10歳代が最大．
性　別	男性＞女性（男性のほうが，筋肉などの代謝が活発な組織の量が多いため）
体　格	筋肉質＞脂肪質．除脂肪体重に相関する．
体　温	体温が1℃上昇するごとに代謝量は13%増加．
ホルモン	甲状腺ホルモン（チロキシン，サイロキシン），副腎髄質ホルモン（アドレナリン，ノルアドレナリン）の分泌が多い人は基礎代謝が大きい．
季　節	冬＞夏
月経・妊娠	女性ホルモンの変化が体温に影響を及ぼすため，月経開始2～3日前に最高に達し，月経中に最低になる．妊娠中は胎児の基礎代謝分が増加する．

③ 1日のエネルギー消費量[3]

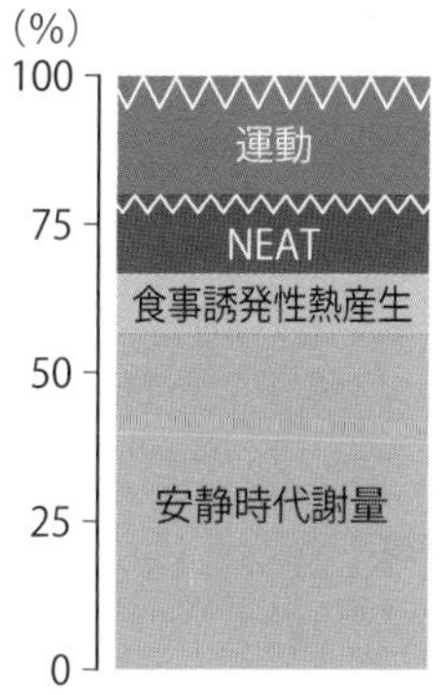

④ METs表

METs	運動，生活活動
3.0	普通歩行（平地，67m/分，犬を連れて），子どもの世話（立位），台所の手伝い，大工仕事，梱包，ギター演奏（立位），ボウリング，バレーボール，ピラティス，太極拳
4.0	自転車に乗る（≒16km/時未満，通勤），階段を上る（ゆっくり），動物と遊ぶ（歩く/走る，中強度），高齢者や障害者の介護（身支度，風呂，ベッドの乗り降り），卓球，ラジオ体操第1
5.0	かなり速歩（平地，速く＝107m/分），動物と遊ぶ（歩く/走る，活発に），野球，ソフトボール
6.0	スコップで雪かきをする，ゆっくりとしたジョギング，ウェイトトレーニング（高強度，パワーリフティング，ボディビル），バスケットボール，水泳（のんびり泳ぐ）
7.0	ジョギング，サッカー，スキー，スケート，ハンドボール
8.0	運搬（重い荷物），サイクリング（約20km/時）
10.0	水泳（クロール，速い，69m/分）
11.0	ランニング（188m/分），自転車エルゴメーター（161～200ワット）

（健康づくりのための身体活動基準2013より）

・**代謝当量（METs：metabolic equivalents）**：METsは種々の身体活動時のエネルギー消費量が安静時代謝量の何倍かを指数化したもので，式で表すと以下のようになる．

▶ METs＝身体活動時のエネルギー消費量÷安静時のエネルギー消費量

これは，安静座位の代謝量（1分間，体重1kgあたりの酸素摂取量）を1としたときの，各運動・作業時の代謝量，すなわち運動時代謝量/安静座位時代謝量で示される（**図④**）．

（佐藤ちひろ）

LECTURE 6－1

血液の細胞と役割

PT・OT・ST 国試出題

POINT

血液の細胞は，赤血球，白血球，血小板に分類される．赤血球は，酸素の運搬，白血球は生体防御，血小板は一次止血の役割がある．

1 血液とは

血液は，心臓，血管の中を循環する液体のことで，物質の運搬，病原体や異物などから身体を守る**生体防御**，血を止める**止血**など大切な働きがある．成人の血液量は体重の**約8%**で，50kgの成人では約4Lになる．

2 血球と血漿（図①）

血液は，血球と血漿に分かれる．**血球**は血液の約45%を占める細胞の成分で，**血漿**は約55%を占める液体の成分である．血球は，**赤血球，白血球，血小板**に分類される．血球の99%以上は赤血球が占めている．

・**赤血球の役割**：赤血球の主な役割は身体への**酸素運搬**である．赤血球は成熟する過程で核を失い（脱核），ミトコンドリアをもたない．形は中央部がへこんだ円盤状で，直径は**約8μm**である．赤血球の中にあるヘモグロビンと酸素が結合して，肺で酸素を受け取った赤血球は全身の組織に酸素を運搬する．また，血液のpHの調節にも関与する．

・**白血球の役割**：白血球の主な役割は，**病原体や異物から身体を守る**生体防御の働きである．白血球は，顆粒球（好中球，好酸球，好塩基球），単球，リンパ球に分類できる．最も多いのは好中球である．細胞の直径は，**顆粒球は12～18μm，単球は15～20μm，リンパ球は7～15μm**である．

・**血小板の役割**：血小板の主な役割は**止血**である．血管の細胞である内皮が傷つくと，内皮の下にあるコラーゲンによって，血小板が活性化され，血小板同士で集まり，凝集し，傷ついた血管を塞ぎ，止血する．血小板の大きさは，**2～3μm**で，核をもたない．止血には，血小板がかかわる一次止血と凝固因子がかかわる二次止血に分けられる．

2 造血幹細胞と分化

すべての血球は造血幹細胞※に由来する（**図②**）．造血幹細胞から分化した骨髄系幹細胞から赤血球，好中球，血小板ができる．また，造血幹細胞から分化したリンパ系幹細胞からリンパ球ができる．血球は一定期間循環した後，脾臓で破壊される．赤血球の寿命は**120日**，血小板の寿命は**7～10日**である．顆粒球の好中球や単球の寿命はさらに短く，血液中では**6時間～1日**であり，リンパ球はリンパ液や血液によって長く全身を循環している．リンパ球は**100～300日の寿命**といわれている．

※　自分自身を複製する能力と複数の血球に分化する能力をもった細胞

血　液

❶ 血球と血漿

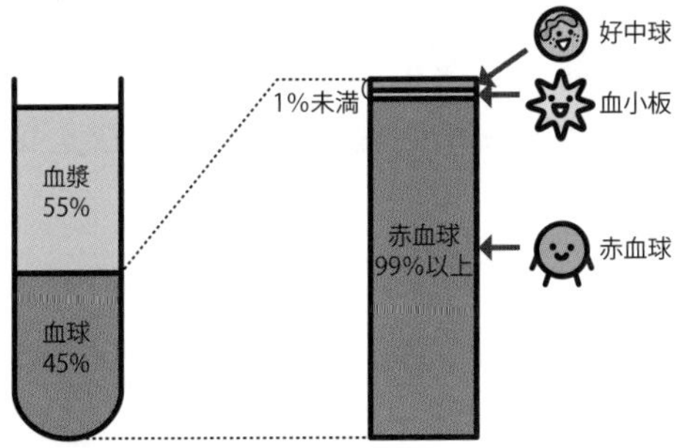

❷ 造血幹細胞と分化

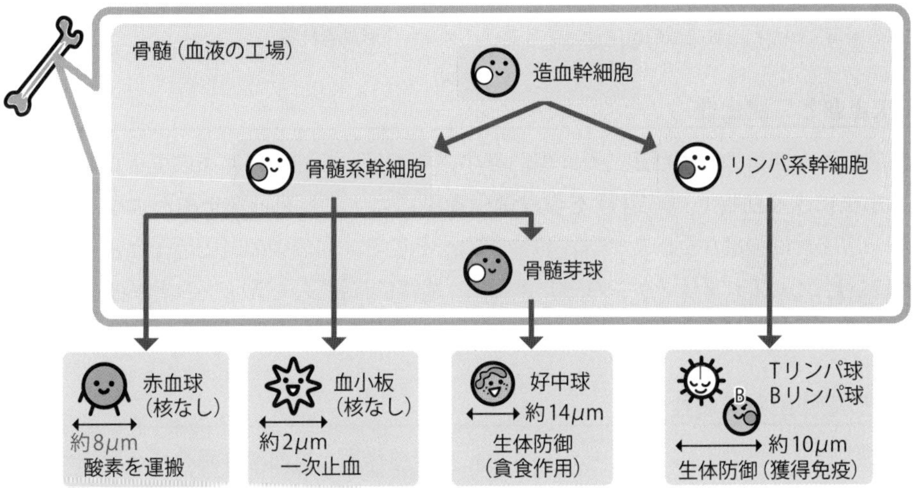

コラム　造血の場所

最初の造血は，胎生2週頃より卵黄嚢の壁内で起こる．この時期に産生される赤血球は脱核せず，グロビン遺伝子も成体型のものとは異なり，巨赤芽球様の原始赤芽球（一次赤芽球）である．胎生6週のはじめから肝臓で二次赤芽球，胎生7週からは白血球が作られ始める．卵黄嚢の造血は10〜12週頃には消失する．その後肝臓での造血が増え，胎生20週頃が最も盛んになる．妊娠3〜6か月では主な造血器となる．その後，肝臓での造血は次第に衰え，骨髄での造血が盛んになる．胎生24週になると，肝臓での造血と逆転する．出生以降の造血は骨髄で行われ，出生直後はほとんどの骨髄で造血が行われるが，造血巣は次第に体幹部（胸骨，脊椎骨，骨盤など）の骨髄に限局する．

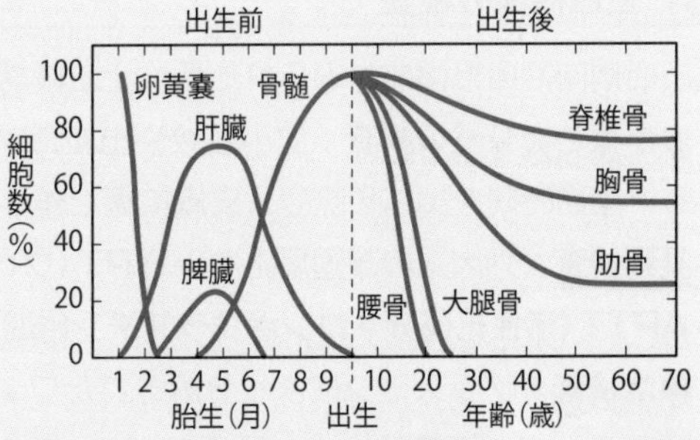

胎生期および成人の造血組織の広がりと退縮（概念図）

（奈良信雄・他：最新臨床検査学講座　血液検査学　第2版．p15，医歯薬出版，2021．）

（齋藤貴之）

LECTURE 6-2

凝　固

PT・OT 国試出題

POINT

止血機構には一次止血，二次止血，線溶がある．止血には血小板が凝集して起こる一次止血と，凝固系が活性化される二次止血がある．

1 止血機構（図①）

血液は正常時は血管内でスムーズに流れるように血管内で循環している．しかし，血管壁が傷つき出血が起こると，血小板凝集による**一次止血**が起こり，凝固系が活性化され**フィブリン**[※1]**が形成**され，二次血栓ができる**二次止血**が起こる．その後，不要になった血栓を溶かす**線溶**が起き，止血機構が終了する．

※1　血液の凝固にかかわる線維状の蛋白質でフィブリノゲンから形成される．

2 一次止血と二次止血

血管が破れると血管の収縮が起こり，傷口を小さくする．血液中にある血小板が傷口に集まってきて，血小板による血栓（一次血栓）を作り傷口をふさぐ．これを**一次止血**とよぶ．しかし，血小板による一次血栓は強度が弱いためはがれやすい．そこで，血液中の凝固因子とよばれる一群の蛋白質（**トロンビン**，**フィブリノゲン**など）が働き，最終的にはフィブリンの網が血小板血栓の全体を覆い固める．これを**二次止血**とよぶ．フィブリンを作る反応を**凝固反応**とよぶ．

3 血栓形成作用と抗血栓作用

血管内で不要な血栓や出血が起こらないように，**血栓作用と抗血栓作用のバランスが保たれている**．血栓形成作用には，血小板活性化や凝固活性化が，抗血栓作用には抗凝固作用や線溶活性化などがある．

4 止血機構の検査

出血傾向や血栓傾向がみられたら，止血機構のどこに異常があるか調べる．

・**血小板と血管壁の検査**：血小板数や出血時間を調べる．血小板数の基準範囲は15～30万/μLである．出血時間を調べる際は，皮膚に傷を作り，出血が自然に止まる時間を測定する．

・**凝固検査**：外因系の凝固反応をみる**PT（プロトロンビン時間）**の検査と，内因系の凝固反応をみる**APTT（活性化部分トロンボプラスチン時間）**の検査がある．

・**線溶検査**：プラスミンにより分解されたフィブリンやフィブリノゲンの分解物である**FDP**を測定することで，線溶活性化を評価できる．また，FDPの中で安定化後のフィブリンから測定できる分解産物である**Dダイマー**の測定でも線溶活性化を評価できる．Dダイマーは，深部静脈血栓などの血栓症で上昇する．

凝　固

❶ 止血機構

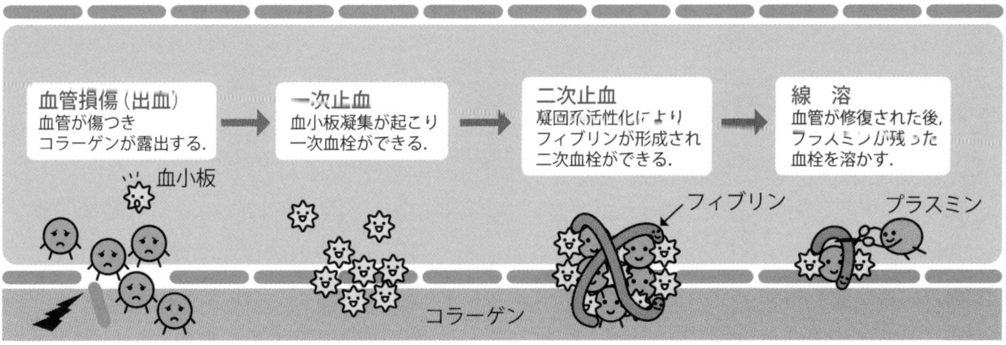

❷ 抗血小板薬と抗凝固薬の働き

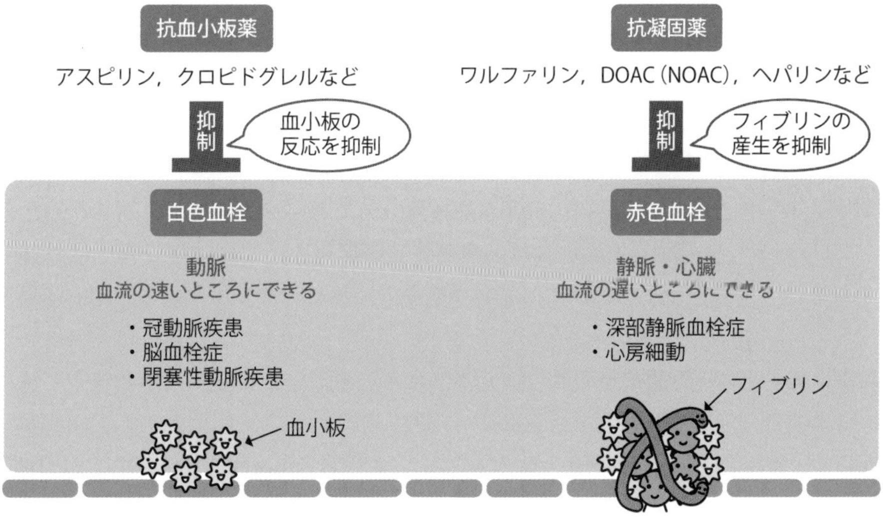

5 抗血栓療法と血栓溶解療法（図②）

血栓を予防する抗血栓薬には抗血小板薬と抗凝固薬がある.

・**抗血小板薬**：一次止血で起こる血小板の反応を阻害する薬剤（アスピリン，クロピドグレルなど）.

・**抗凝固薬**：凝固反応を阻害し，フィブリンの産生を抑制する薬剤〔ワルファリン※2，DOAC（NOAC），ヘパリンなど〕.

※2　ビタミンKの働きを阻害し，凝固因子の量を減らし，血栓を予防する.

（齋藤貴之）

LECTURE 6-3

血液検査

PT・OT 国試出題

POINT

血液検査で臓器の状態を推測できる．肝機能障害ではAST，ALT，γ-GTP，腎機能障害ではBUN，クレアチニン，eGFRなどが指標となる．

1 肝機能障害の指標（AST，ALT，γ-GTP）

AST（アスパラギン酸アミノトランスフェラーゼ），ALT（アラニンアミノトランスフェラーゼ）は肝細胞で作られる酵素で，肝臓でアミノ酸の代謝にかかわる働きをしている．肝臓に障害が起こって肝細胞が破壊されると血液中に放出されるため，数値の上昇によって肝機能を調べることができる．いずれも**トランスアミナーゼ**とよばれる．**γ-GTP（ガンマグルタミルトランスペプチダーゼ）**は胆管で作られる酵素で，肝臓，腎臓，膵臓などの細胞に含まれており，肝・胆道系に閉塞があると血液中に流れ出てくる．基準値は，ASTは30U/L以下，ALTは30U/L以下，γ-GTPは男性が50IU/L以下，女性が30IU/L以下である．

・**AST，ALT高値**：ALTよりASTが高値であればアルコール性肝炎，肝硬変が疑われる．ASTよりALTが高値であれば，急性・慢性肝炎，脂肪肝が疑われる．

・**γ-GTP高値**：γ-GTP産生を誘導する脂肪肝，アルコール性肝炎，アルコール性肝障害や，胆管結石など胆汁の流れを阻害する疾患が疑われる．

2 腎機能障害の指標（尿素窒素，クレアチニン）

尿素窒素（BUN）は血液の中の尿素に含まれる窒素成分である．蛋白質が分解されるとアンモニア（NH_3）になり，その後肝臓で尿素となり，最終的に腎臓を通して尿として排出される．腎臓の働きが悪くなると，腎臓でろ過しきれずに尿素が血液中に残るため，腎機能の評価に使用する．基準値は8.0～20.0mg/dLである．

・**BUN高値**：腎不全などで腎機能の働きが低下すると，濾過しきれない分が血液中に残り，尿素窒素の値が上昇する．脱水や閉塞性尿路疾患でも，尿中の尿素窒素が血液に逆流しても高値になる．

・**BUN低値**：尿素を生成している肝臓の働きが悪いか，蛋白質の摂取が極端に少ないことが疑われる．

クレアチニン（CRE）は主に筋肉で生成され，その産生量は**筋肉量と相関する**．血液に含まれるクレアチニンは，腎臓でろ過されて尿として排出される．血液中のクレアチニンの濃度は腎機能をみる指標となり，腎機能に障害があると，排泄量が低下して血液中のクレアチニンの値が上昇する．基準範囲は成人男性が0.7～1.1mg/dL，成人女性が0.5～0.8mg/dLである．

・**クレアチニン高値**：急性腎炎，慢性腎炎，腎不全，ショックや脱水などの症状が考えられる．

・**クレアチニン低値**：筋肉量の減少が考えられる．

eGFR（estimated Glomerular Filtration Rate）は糸球体で濾過される量のことで，糸球体濾過量（GFR）で腎臓の働きを表す．腎機能が悪くなるとGFRが低くなる．主に慢性腎臓病（CKD）の診断にeGFRが使用されており，基準値は≧90である．eGFRの計算式は

▶ 194×血清Cr-1.094×年齢-0.287（女性の場合は×0.739）　である．

主な血液検査基準値一覧表

項　目	基準値
AST（アスパラギン酸アミノトランスフェラーゼ）	11〜30 U/L
ALT（アラニンアミノトランスフェラーゼ）	6〜43 U/L
γ-GTP（ガンマグルタミルトランスペプチダーゼ）	男性：10〜50 IU/L，女性：9〜30 IU/L
BUN（尿素窒素）	8〜20 mg/dL
CRE（クレアチニン）	男性：0.7〜1.1 mg/dL，女性：0.5〜0.8 mg/dL
eGFR	90 mL/分/1.73 m^2 以上
血清総蛋白	6.5〜8.0 g/dL
ALB（アルブミン）	4.1〜5.1 g/dL
Na（ナトリウム）	138〜145 mmol/L
K（カリウム）	3.6〜4.8 mmol/L
Cl（クロール）	101〜108 mmol/L
TG（中性脂肪）	男性：40〜234 mg/dL，女性30〜117 mg/dL
TC（総コレステロール）	142〜248 mg/dL
HDL-C（HDL-コレステロール）	男性：38〜90 mg/dL，女性：48〜103 mg/dL
LDL-C（LDL-コレステロール）	65〜163 mg/dL
CK（クレアチンキナーゼ）	男性：59〜248 U/L，女性：41〜153 U/L
CRP（C反応性タンパク）	0.00〜0.14 mg/dL
HbA1c（ヘモグロビンA1c）	4.9〜6.0%

※基準値は施設によって異なることがある

3　血清総蛋白

血清総蛋白とは，血清中に含まれている蛋白の総称である．100種以上の蛋白が存在し，最も多いのが**アルブミン（ALB）**，次が**γ-グロブリン**である．アルブミンは肝臓の細胞で作られ，γ-グロブリンはリンパ球から作られる．**免疫グロブリン**とよばれる免疫にかかわる蛋白質である．血清総蛋白の基準値は6.5〜8.0 g/dLである．

・**血清総蛋白高値**：多発性骨髄腫が疑われる（細胞がγ-グロブリンを産生して，血清総蛋白が高くなる）．

・**血清総蛋白低値**：アルブミンは肝臓で合成されるため，肝臓の合成能力が低下するとアルブミンが減少し，血清中の総蛋白量は低下する．肝硬変や肝癌では著しく低下する．また，腎炎が起こると，アルブミンをはじめとする蛋白が尿中に漏れ出て，血清中の総蛋白量は低下する．その他に，**栄養状態の悪いとき**，材料が不足して蛋白を合成することができなくなるため低下する．

（齋藤貴之）

LECTURE 6－4

血液疾患と輸血

PT・OT 国試出題

POINT

貧血とは末梢血のヘモグロビン濃度が低下した状態のことである．血友病は先天性の凝固障害があり，出血しやすくなる疾患である．

1 ヘモグロビンとは（図①）

ヘモグロビンとは赤血球の中に含まれる蛋白質で，**酸素と結合して全身に運ぶ役割**を担っている．ヘモグロビンは，1つのヘムと1つのグロビンからなり，サブユニットが4つ結合し構成されている．ヘムはプロトポルフィリン環に鉄が結合したもの．鉄に1分子の酸素が結合し，赤血球が酸素を運ぶことができるのはヘモグロビンの働きのためである．ヘモグロビンは酸素と結び付くことでより鮮やかな赤い色になるので血液は赤くみえる．

2 貧血とは

貧血とは，末梢血液の**ヘモグロビンが基準値以下に低下した状態**をいう．WHOによる基準値では，成人男性は13g/dL未満，成人女性は12g/dL未満，妊婦・幼児は11g/dL未満と定義されている．症状として，**疲労感，動作時の息切れ，顔色不良，眼瞼結膜の蒼白**などがある．貧血の主な原因として，「赤血球産生量の減少」と「赤血球消失量の増大」に分けて考えることができる．

・**赤血球産生量の減少**：白血病，再生不良性貧血などの血液疾患やヘモグロビンの材料の鉄が不足することで生じる．

・**赤血球消失量の増大**：外傷や胃潰瘍からの出血，溶血などがある．

3 血友病とは

血友病は，凝固因子の**第Ⅷ因子（血友病A）**あるいは**第Ⅸ因子（血友病B）**の活性が先天的に低下して，出血傾向を起こす疾患である．**伴性潜性遺伝形式**のため，ほとんどの患者は男性である．発症率は男児1万人あたり1人で，先天性凝固異常症の中で最多である．

主な症状として，関節内出血や筋肉内出血が特徴的である．関節内出血は関節の動きが活発になる1歳以降に出現し．膝，足，肘関節などの大きな関節に起きやすい．

治療は欠乏する凝固因子の補充を行う．血友病Aでは，第Ⅷ因子製剤，酢酸デスモプレシン，血友病Bでは第Ⅸ因子製剤の補充を行う．

一生付き合う必要がある疾患のため，血液内科医，整形外科医，リハ科医，PT，OTなど患者を支える多職種連携のチームワーク医療が大切である．

4 輸血療法と輸血の種類

輸血療法は外傷や血液疾患など血液成分の欠乏に対して補充する治療法である．輸血には一定のリスクがあるので，リスクを上回る効果がある場合に，十分考慮して適応を決める．

輸血には，献血によって得られた血液から作る血液製剤を使う同種血輸血※と，手術前に貯めて

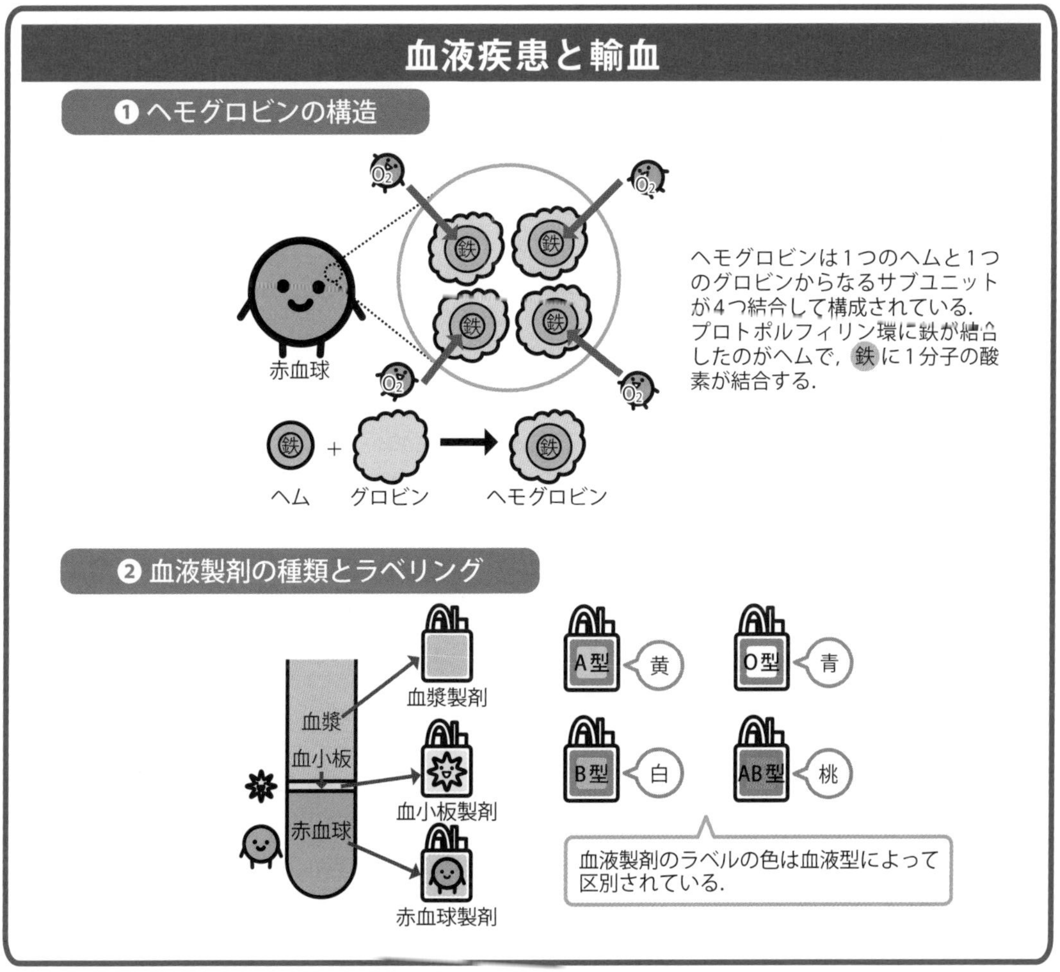

おいた自分の血液を使う自己血輸血がある．

血液製剤には，**赤血球製剤，血小板製剤，血漿製剤**がある．また，血漿分画製剤として，アルブミン製剤，免疫グロブリン製剤，凝固因子製剤がある．血液製剤のラベルの色は，血液型が区別しやすいように色分けされている（**図②**）．

※　血液型は赤血球の表面にある抗原によって決まる．A型はA抗原，B型はB抗原，AB型はA・Bの両抗原，O型はどちらの抗原もない．輸血の際には，患者のABO血液型検査を実施し，原則として同型製剤を使用する．

5 輸血後GVHD

輸血後GVHDとは輸血後に起こる合併症である．**移植片対宿主病（GVHD）**は，**供血者のT細胞**が受血者（宿主）の組織を攻撃する疾患で，輸血後1～2週間後に発熱や紅斑が出現し，肝障害や下痢を起こし，多臓器不全になり致死的となる．現在は**輸血製剤への放射線照射**を行い，リンパ球を不活化しているため輸血後GVHDの確定症例の報告はない．

（齋藤貴之）

LECTURE 7-1 ホルモンとその役割

POINT

ホルモンにはペプチド，アミン，ステロイドがあり，フィードバック機構によって精密に調節されている．

1 内分泌とホルモン

生体の活動や恒常性は複数の機構で制御されている．たとえば，神経系では全身の細胞に神経軸索を伸ばすことで軸索末端から情報のやり取りをしており，その情報は脳や脊髄を介して全身の必要な部分へ伝達される．また，免疫系は全身を巡る血流に免疫細胞を循環させ，ときには特定の臓器に免疫細胞を待機させることで必要なときに免疫応答として免疫細胞を呼び寄せて機能する．

内分泌は神経系，免疫系と並んで全身を維持する機構であり，多くの現象が内分泌に含まれる．内分泌における伝達物質を**ホルモン**とよぶ．ホルモンは特定の臓器で合成されて**血中へ放出**され，全身を循環して特異的な標的臓器に影響を与える．ホルモン分泌臓器としては下垂体，甲状腺，副腎，膵臓などが知られているが，これらの他にも多くの臓器が血中にホルモンとよぶべき物質を分泌しており，内分泌機能をもった臓器は多岐にわたる．

2 ホルモンの分類

ホルモンはその構造や合成方法から3種類に分けられる．大多数のホルモンは**ペプチド**（アミノ酸が連なった蛋白）である．ペプチドは細胞内の遺伝子への合成指令に応じてDNAからRNA，アミノ酸と逆転写，翻訳することにより合成される．主に**水溶性**であり標的細胞の表面受容体に働きかける．

アミンホルモンは甲状腺ホルモン，アドレナリンである．甲状腺は取り込んだヨウ素を細胞内で作られたサイログロブリン（蛋白）のチロシン残基に結合させ，その後，甲状腺ホルモンであるサイロキシン（T4）を合成する．一方，チロシンはTH蛋白によって構造変換が起こり，ドパミン，ノルアドレナリンを経てアドレナリンに変換される．これらの変換酵素（蛋白）は脳や副腎といった特定臓器でのみ合成され，末梢でアドレナリンを合成できるのは副腎だけである．甲状腺ホルモンは**脂溶性**であり標的細胞内に入り込んで働く[※1]．アドレナリンは細胞表面のαおよびβ受容体に作用する．

ステロイドホルモンは副腎皮質ホルモンおよび性腺ホルモンである．**コレステロール**をもとに，cytochrome C（CYP蛋白）に代表される複数の蛋白により変換が行われ，それぞれのステロイドが合成される[※2]．副腎皮質ホルモンは，コルチゾール，アルドステロン，アンドロステンジオンが，性腺ホルモンは，プロゲステロン，エストロゲン，テストステロンがあり，それぞれの合成に応じて必要なCYPや変換酵素（蛋白）が異なる．ステロイドはいずれも**脂溶性**であり細胞内に入り込んで働く．

※1　細胞内に入ったホルモンは標的の蛋白合成を促進または抑制する．
※2　ステロイド合成はCYP蛋白などの変換酵素に依存する．

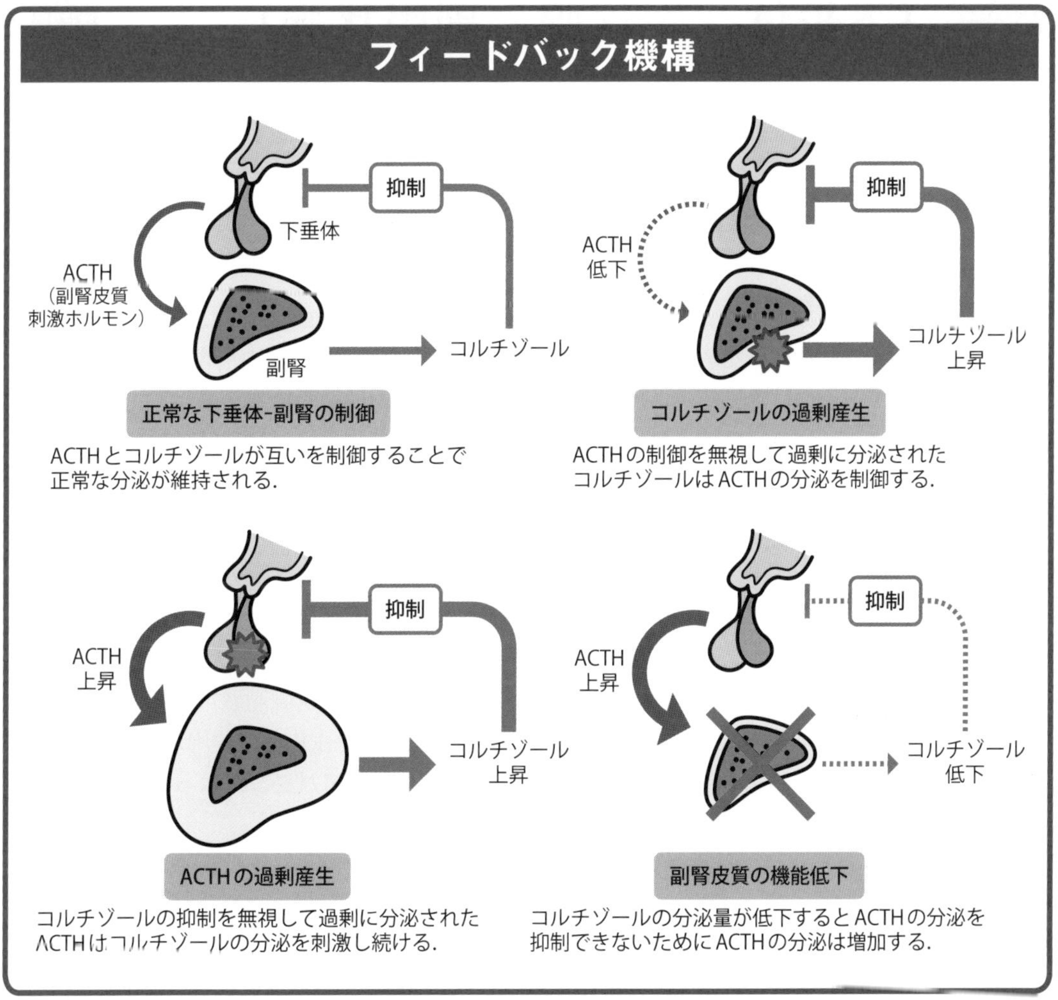

3 フィードバック機構とは(図)

血中のホルモン濃度は身体の環境に応じてダイナミックに変化するため，過度の上昇や低下を防ぐ機構が必要となる．これは**フィードバック機構**とよばれ，ホルモン分泌の安定化に重要な役割を果たしている．たとえば，CRH(副腎皮質刺激ホルモン放出ホルモン)，ACTH(副腎皮質刺激ホルモン)，コルチゾールの一連の分泌において，コルチゾールはCRHとACTHの合成を**抑制**する．すなわち「すでに血中コルチゾールは十分である」という信号を伝えている．すると，CRH，ACTH合成は低下し，結果としてコルチゾール合成も低下する．

一方，コルチゾール合成が極度に低下すると，視床下部・下垂体ではコルチゾールによる抑制シグナル，すなわち「コルチゾールが十分である」という信号が来ないために，CRHおよびACTHを分泌してコルチゾール合成を促す．

こうしたフィードバック機構によって血中のホルモンはダイナミックでありながらも常に正常な範囲に調節されている．

(中野雄二郎)

LECTURE 7 - 2

ホルモンと内分泌器官（下垂体，甲状腺，副甲状腺）

PT・OT・ST 国試出題

POINT

下垂体ホルモンは標的のホルモン分泌を調節する．ホルモンは調節すべき現象の変化を感知して分泌される．

1 ホルモンと分泌器官

内分泌臓器は全身に広く分布している．発生学的には神経内分泌細胞に由来するものが多い．下垂体，甲状腺，副甲状腺，副腎，膵臓，および性腺が主要な内分泌器官であるが，この他に，胸腺，消化管，加えて，脂肪，筋肉，骨もホルモン分泌の機能を有している．

2 下垂体とホルモン

下垂体は頭蓋底に存在し，発生学的に異なる前葉と後葉に分かれる．下垂体前葉は**6種類**のホルモンを合成する．①副腎皮質刺激ホルモン（ACTH），②甲状腺刺激ホルモン（TSH），③成長ホルモン（GH），④黄体形成ホルモン（LH），⑤卵胞刺激ホルモン（FSH）は，視床下部からの刺激（それぞれ，①CRH：副腎皮質刺激ホルモン放出ホルモン，②TRH：甲状腺刺激ホルモン放出ホルモン，③GHRH：成長ホルモン放出ホルモン，④，⑤LHRH：黄体化ホルモン放出ホルモン）で分泌が増えるが，⑥プロラクチン（PRL）は，TRHにより合成が促進，ドパミンによって合成が抑制される．下垂体後葉は視床下部にある神経核の**軸索**が延長したものである．

①ACTH，CRHについてはLECTURE7-1を参考にしていただきたい．

3 甲状腺とホルモン

甲状腺は前頸部に存在する蝶のような形をした臓器で，内部に濾胞構造をもつ．甲状腺ホルモンは下垂体から分泌されたTSHによって合成が促進される．甲状腺に蓄積されたホルモンは**サイロキシン（T4）**として血中に放出される．T4は標的臓器の細胞に取り込まれると**トリヨードサイロニン（T3）**に変換されて強力な作用を発揮する．一部のT4は標的臓器に到達前にT3に変換される[※1]．甲状腺の作用は多岐にわたり，一言で表現するならば代謝活性化である．

・**成長ホルモン（GH）**：下垂体より分泌され，肝臓に作用して**インスリン様成長因子I（IGF-I）**分泌を促す．IGF-Iはその名のとおりインスリンと構造が似ている．また，GHは直接標的臓器に作用する機能もある．

・**プロラクチン（PRL）**：甲状腺刺激ホルモン放出ホルモン（TRH）により合成が促進，ドパミンによって合成は抑制される[※2]．乳腺組織に作用して乳房の発達を促進させ，一方でLH，FSHの分泌を抑制することで月経を止める．PRLは**妊娠中や授乳中に増加**するため，この働きは合理的である．

・**抗利尿ホルモン（ADH）**：下垂体後葉は視床下部にある神経核の軸索が延長したものである．視床下部で合成された抗利尿ホルモン（ADH）は神経細胞内の軸索を通って後葉に運ばれて貯蔵される．ADHは血中の**自由水が少ない**状況，すなわち**血中ナトリウム濃度の上昇**に鋭敏に反応して分泌される．

主なホルモンの産生臓器と産生ホルモン

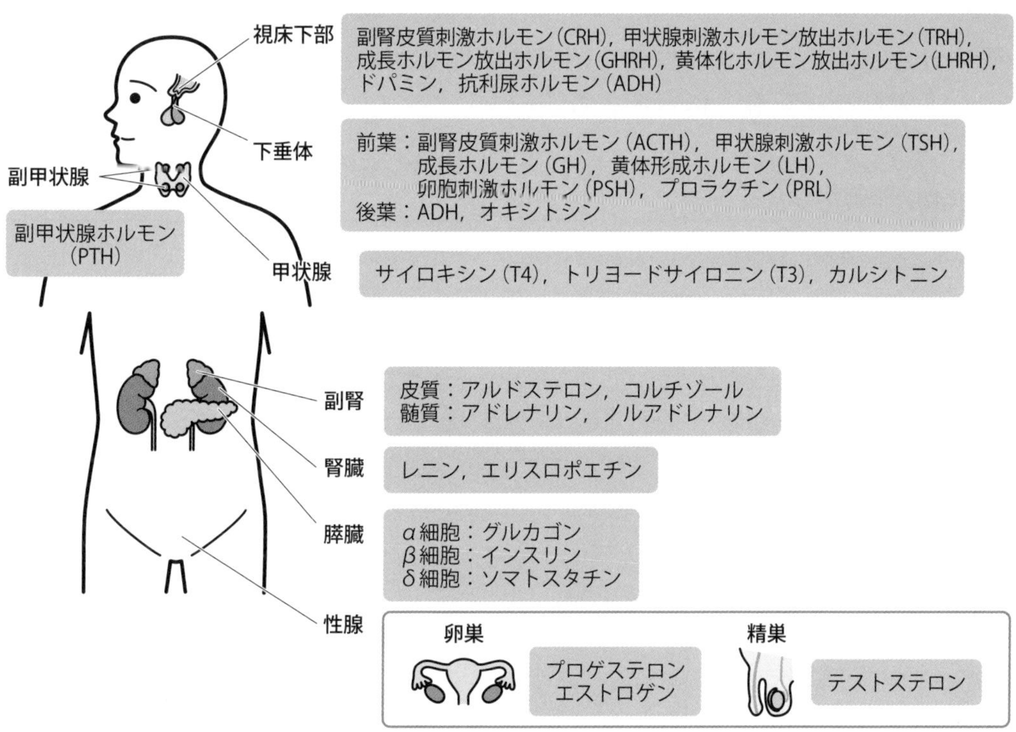

※1　血中遊離T3は遊離T4の約1/5程度である.

※2　ドパミンは発見前にプロラクチン抑制因子(PIF)とよばれていた.

4 副甲状腺とホルモン

副甲状腺は甲状腺の裏側にある腺構造の臓器であり, 上下左右**4つ**に分かれている. 副甲状腺ホルモン(PTH)は**血中カルシウム濃度**の維持を担っている. 近年ではビタミンD活性の低下によりPTH合成が高まると考えられている. たとえば, ビタミンDが低下するとカルシウムやリンの吸収不足に加えて, 副甲状腺ホルモン合成が増えることで骨からカルシウムが動員される結果, 骨密度は低下する.

(中野雄二郎)

LECTURE 7-3

ホルモンと内分泌器官（膵臓，副腎，卵巣・精巣）

PT・OT・ST 国試出題

POINT

膵内分泌ホルモンは主に血糖を調節する働きがある．ステロイドホルモンはコレステロールをもとに合成される．

1 膵臓とホルモン

膵臓は脂質に富んだ腺構造をもった臓器であり，内分泌機能および消化のための膵液を分泌する外分泌機能を有する．膵内分泌細胞は**膵島**として点在する．**膵β細胞**で合成される**インスリン**は血糖濃度の上昇に応じて分泌され，肝臓をはじめとして全身に作用する．インスリンは血中のブドウ糖を細胞内に取り込ませて**血糖を低下**させる．また，インスリンはさまざまな細胞シグナルを活性化する働きをもつ．**膵α細胞**で合成される**グルカゴン**はインスリンや血糖に応じて分泌される．主に肝臓に作用し，グリコーゲンからブドウ糖を合成して血糖を上昇させる．また，**膵δ細胞**から分泌される**ソマトスタチン**は多くのペプチドホルモンの合成を抑制する．

2 副腎とホルモン

副腎は腎臓の頭側に存在し，発生学的に異なる皮質と髄質によって構成される．副腎皮質は3層に別れ，外側から順番に**アルドステロン**（鉱質コルチコイド），**コルチゾール**（糖質コルチコイド），**アンドロゲン**（性ステロイド）を合成する．副腎皮質刺激ホルモン（ACTH）は副腎でコレステロールの取り込みを促進し，ステロイドホルモンの合成が活性化する．ACTHおよびコルチゾールは**日内変動**があり，**早朝に最大値，寝る頃に最低値**となる．一方，アルドステロンの合成にはACTHでは不十分であり，レニンの上昇に引き続いたアンギオテンシンによって初めて合成が活性化する[※1]．すなわち，アルドステロンの合成は**レニン**に規定される．

副腎髄質はチロシンを材料として**アドレナリンとノルアドレナリン**を合成する．アドレナリン，ノルアドレナリンの合成には自律神経による厳密な支配を受けており，血中のアドレナリン濃度はダイナミックに変化する．

※1　レニン由来で合成されたアンギオテンシンⅡはCYP合成を増やす．

3 卵巣・精巣とホルモン

女性では卵巣から**エストロゲン**，男性では精巣から**テストステロン**が合成・分泌される．卵巣では，黄体形成ホルモン（LH）によりコレステロールをもとに**プロゲステロン**を合成する．合成されたプロゲステロンはテストステロンに変換され**アロマターゼ**によってエストロゲンに変換される[※2]．このアロマターゼは卵胞刺激ホルモン（FSH）によって活性化される．エストロゲンはLH，FSH分泌を抑制する．

一方，精巣ではLHにより**テストステロン**が合成される．FSHではインヒビンが合成される．インヒビンはLH，FSHの合成を抑制する．

主なホルモンの産生部位・分泌刺激因子・作用

ホルモン	産生部位	分泌刺激因子	作　用
プロラクチン（PRL）	下垂体前葉 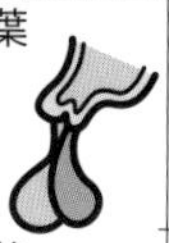	甲状腺刺激ホルモン放出ホルモン（TRH）	乳腺発達，乳汁生成，黄体形成ホルモン（LH），卵胞刺激ホルモン（FSH）分泌の抑制
バソプレシン（AVP）	下垂体後葉	高ナトリウム血症	腎集合管での自由水再吸収による，尿量減少，血清ナトリウム上昇
コルチゾール	副腎皮質 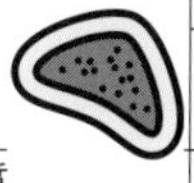	副腎皮質刺激ホルモン（ACTH）	抗炎症作用，糖利用の抑制や肝糖新生の促進による血糖上昇，蛋白異化，脂肪分解，骨密度低下，抗利尿ホルモン（ADH）分泌抑制など
アルドステロン		レニン	腎尿細管でのナトリウム再吸収およびカリウム排泄による血圧上昇，血清カリウム低下
アドレナリン（A）	副腎髄質	交感神経	α作用※：血管収縮，糖新生，発汗増加など β作用※：血管拡張，糖新生，心拍数増加，腸蠕動抑制，レニン分泌促進，脂肪分解など
サイロキシン（T4）	甲状腺 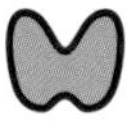	甲状腺刺激ホルモン（TSH）	（トリヨードサイロニンに変換されて効果を発揮する）
トリヨードサイロニン（T3）			脳・神経系の成熟，心収縮力向上，血管拡張，脂肪増殖，脂肪分解，腸蠕動亢進，筋肉の発達，骨の成長促進など
カルシトニン（CT）	甲状腺（C細胞）	高カルシウム血症	骨吸収の抑制による血清カルシウム低下
副甲状腺ホルモン（パラトルモン）	副甲状腺（上皮小体）	低カルシウム血症	骨吸収の促進，腎尿細管でのカルシウム再吸収による血清カルシウム上昇，リン排泄亢進
IGF-I（インスリン様成長因子I）	肝　臓 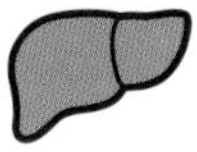	成長ホルモン（GH）	GH（小児期）：成長促進，軟骨細胞の分化，細胞増殖と肥大，軟骨幹細胞の活性化 GH（成人以降）：脂肪分解，卵胞発育，筋細胞の融合とサイズ増大，インスリン抵抗性 IGF-I：成長促進，細胞死の抑制
グルカゴン	膵α細胞	低血糖	肝糖新生の促進による血糖上昇
インスリン	膵β細胞	高血糖，グルカゴン	臓器糖利用の促進による血糖低下
ソマトスタチン	膵δ細胞，視床下部など	食事摂取など	多くの内分泌細胞の働きを抑制
レニン	腎　臓 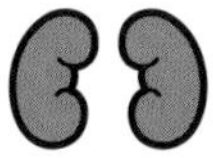	交感神経，腎血流低下	アンギオテンシノーゲンからアンギオテンシンIを合成することで血圧上昇およびアルドステロン分泌刺激
エリスロポエチン（EPO）		ヘモグロビン低下	骨髄へ作用して赤血球合成を促進
エストロゲン	卵　巣	黄体形成ホルモン（LH），卵胞刺激ホルモン（FSH）	乳腺の増殖，排卵制御，血液凝固作用，皮膚薄化，動脈硬化抑制
テストステロン	精　巣	黄体形成ホルモン（LH）	精子の発育，筋肉の成長，体毛の増加

※　アドレナリンが作用するαおよびβ受容体は臓器ごとのバランスをさまざまにすることでアドレナリン作用を多様にしている．

※2　アロマターゼは脂肪組織にも存在する．

（中野雄二郎）

LECTURE 7-4

内分泌異常と病態

PT・OT・ST 国試出題

POINT

ホルモン高値の病気ではそれぞれのホルモンの作用が過剰に現れる．ホルモンの治療でいずれの病態も明確な改善を期待できる．

1 先端巨大症

成長ホルモン（GH）を過剰分泌する下垂体腺腫により起こり，過剰なGH分泌はIGF-I高値を引き起こす．骨・軟骨の肥大によって，特徴的な顔貌になり，**手足が肥大**するため，指輪が入らないもしくは抜けないようになる．臓器では，**心臓の肥大**，腺腫様甲状腺腫の発生，大腸ポリープが出現する．特に乳癌や大腸癌に代表されるような**悪性腫瘍**の出現や増悪にも寄与する．また**インスリン抵抗性が増悪**し，糖尿病の発症・増悪を引き起こす．代表的な治療として，下垂体手術もしくはソマトスタチンアナログ投与がある．

2 中枢性尿崩症

抗利尿ホルモン（ADH）の分泌が低下した結果，自由水の再吸収ができずに，**多尿**および**脱水**をきたす疾患である．多尿のために睡眠中も頻回に目が覚めてしまう様子がみられる．原因は神経軸索の圧迫（主に下垂体腫瘍などの近傍の腫瘤），物理的切断（手術操作や外傷など）などである．自由水のみ喪失するため**高ナトリウム血症**になり**口渇**が出現する．過度にナトリウム濃度が上昇した場合，吐き気や意識障害が生じ，ときには体液量喪失によって血圧が維持できなくなる．治療として，デスモプレシンの内服または点鼻を行う．

3 甲状腺機能亢進症（Basedow《バセドウ》病）

甲状腺刺激ホルモン（TSH）受容体に結合する自己抗体（TSH受容体抗体）によって恒常的に甲状腺が**刺激**されて発症する．**TSH分泌は抑制されるが，TSH受容体抗体は減らない**ためT4合成は亢進したままである．症状として，**脈拍の増加**，労作時易疲労感，下痢，発汗過多，**体重減少**，および手指振戦が出現する．特に発熱の際に致死的な心不全を生じることがある（甲状腺クリーゼ）．一部では**外眼筋**の肥厚による甲状腺眼症によって**眼球突出**や**複視**が出現する場合がある．治療として，甲状腺ホルモンの合成を抑える薬物，放射性同位元素の内服，および手術がある．

4 橋本病（慢性甲状腺炎）

自己抗体によって甲状腺ホルモン合成が**抑制**された状態である．血中の甲状腺ホルモンが低下するためフィードバックによるTSH分泌は亢進する．その結果，**甲状腺はTSH刺激を受けて腫大するが，ホルモン合成は不十分のまま**となる．**心拍数の低下**，便秘，寒がり，肥満，粘液水腫，認知機能の低下といった症状が出現するが，いずれも特徴的な症状とはいえないため診断には注意を要する．治療として，甲状腺ホルモン薬を内服する．

主なホルモン過剰または低下の疾患

ホルモン	分泌亢進により起こる疾患	主な症状	分泌低下により起こる疾患	主な症状
プロラクチン(PRL)	プロラクチノーマ	頭痛，無月経，乳汁分泌など	(なし)	
バソプレシン(ADH)	抗利尿ホルモン不適合分泌症候群(SIADH)	吐き気など	中枢性尿崩症	多尿，口渇など
コルチゾール	Cushing症候群	肥満，筋力低下など	副腎皮質機能低下症	低血糖など
アルドステロン	原発性アルドステロン症	高血圧	(なし)	
アドレナリン(A)	褐色細胞腫	高血圧，脱水，発作性頻脈	(なし)	
サイロキシン(T4)	甲状腺機能亢進症	頻脈，体重減少，下痢，発汗過多，易疲労感など	橋本病	寒がり，体重増加，便秘，意欲低下など
副甲状腺ホルモン(パラトルモン)	副甲状腺機能亢進症	高カルシウム血症，骨粗鬆症，尿路結石	副甲状腺機能低下症	低カルシウム血症，異所性石灰化，テタニー，不整脈など
成長ホルモン(GH)インスリン様成長因子I(IGF-I)	先端巨大症	容姿の変化，心肥大，腫瘍性病変など	成長ホルモン分泌不全症	うつ状態，体重増加など
インスリン	インスリノーマ	低血糖，体重増加など	糖尿病	高血糖，口渇・多飲・多尿，動脈硬化など
エストロゲン	(なし)		(閉経)	骨粗鬆症，脂質異常症など
テストステロン	(なし)		男性更年期障害	うつ症状，筋力低下など

5 Cushing《クッシング》症候群

コルチゾールを自律的に産生する副腎皮質腺腫により起こる．過剰産生されたコルチゾールは，**血糖上昇，血圧上昇，骨密度低下**，免疫グロブリン低下，LH・FSH低下，T3合成の抑制，抑うつ傾向を引き起こす．身体特徴では満月様顔貌，バッファローハンプ，中心性肥満，赤色皮膚線条がみられ，**四肢は痩せて筋力は低下**する．治療は，副腎腫瘍の摘出が第一選択である．

6 褐色細胞腫

副腎髄質の細胞が腫瘍性に増生し過剰な自律分泌能をもった状態である．**血管収縮**によって血圧が上昇するが，一定期間経過すると血液量は徐々に減少し血圧は低下する．この状態では血液量が少なく，**容易に血圧は変動する**．高血圧(Hypertension)，高血糖(Hyperglycemia)，発汗過多(Hyperhidrosis)，頭痛(Headache)，代謝亢進(Hypermetabolism)といった**5H**の症状を呈する．腫瘍の直接圧迫や一部の食品や薬は急激にアドレナリン分泌を増加させ，著明な頻脈と高血圧を経て致死的な心不全になる(褐色細胞腫クリーゼ)．治療は手術が第一選択である．

7 糖尿病

糖尿病の本態は**インスリンの作用不全**である．これはインスリン抵抗性とインスリン分泌不全を合わせた状態である．**内臓脂肪**などによってインスリン抵抗性が強くなると，血糖を下げるために膵β細胞は**過剰**にインスリンを分泌することでやっと血糖値を下げられる．膵β細胞がインスリン抵抗性に対抗できずに細胞死に陥ったり免疫異常などになったりすることでインスリン分泌不全に至る．血糖が上昇すると，**動脈硬化**に起因するさまざまな合併症が徐々に出現する．インスリン抵抗性に対しては内臓脂肪量の適正化や投薬，インスリン分泌不全にはインスリン注射や内服治療が行われる．

(中野雄二郎)

LECTURE 8-1 ウイルス

POINT

ウイルスは微生物の一種で，生きた細胞に寄生することでしか増殖できない．サイズは極小のため光学顕微鏡では直接観察できない．

1 ウイルスの構造

ウイルスは遺伝因子である核酸（DNAあるいはRNA）が蛋白質の殻（**カプシド**）に含まれた単純な構造で，殻の外側には標的の細胞（組織）に付着するための突起（スパイク）をもつ．カプシドがさらに宿主細胞に由来する膜（**エンベロープ**）に包まれている場合もある．

カプシドの形態には，正20面体や，蛋白質がらせん対称に重なったものなどがある．核酸分子は多くの場合1本だが，インフルエンザウイルスのように複数に分かれている（分節）場合もある．核酸分子にはカプシド構成蛋白質やウイルス核酸の複製に必要な蛋白質の遺伝子など最低限の遺伝子が含まれている．

RNAウイルスの中には，遺伝因子であるRNAからDNAを合成する逆転写酵素をもつものもある．

2 ウイルスの増殖（図①）

ウイルスは，それ自身にエネルギーを産生する能力や生体分子を合成する装置をもたないため，増殖にあたり生きた細胞を必要とする．

ウイルス粒子（**ビリオン**）は，細胞の受容体を認識，**吸着**し，細胞に取り込まれる（**侵入**）．その後，遺伝因子が**脱殻**し，細胞内では，遺伝子が読まれカプシド構成蛋白質などが大量に産生される．一方で遺伝因子である核酸の複製も大量に作られる．これらが集合し大量のウイルス粒子が**組み立て**られた後，細胞より**放出**される．したがって，ウイルス感染後の脱殻からウイルス粒子が組み立てられるまでの期間は，感染性のウイルスが見かけ上は存在しない**暗黒期**となり，その後突然大量のビリオンが出現することになる．

一部のウイルスはゲノムDNAが宿主染色体に組み込まれ潜伏するが，刺激により再活性化しウイルスが再び産生されることがある．

3 ウイルスの感染（図②）

ウイルスは感染できる生物種や組織および細胞が限定されており，特定の細胞でしか増殖しない（**トロピズム**）．これは受容体の有無により決まっている．また，ウイルス蛋白質の活性化が細胞のもつ特定のプロテアーゼなどの酵素に依存している場合も同様である．

ウイルス感染の経過には，急性感染と持続性感染がある．**急性感染**では，一過性にウイルスが増殖し発症するが，免疫反応により短期間で排除される．一方，**持続感染**は感染が長期間続くもので，感染しても発症しないが間欠的に再活性化する**潜伏感染**，ウイルスが産生され続ける**慢性感染**，長い潜伏期の後に発症し徐々に悪化する**遅発性感染**がある．

ウイルスの増殖と感染

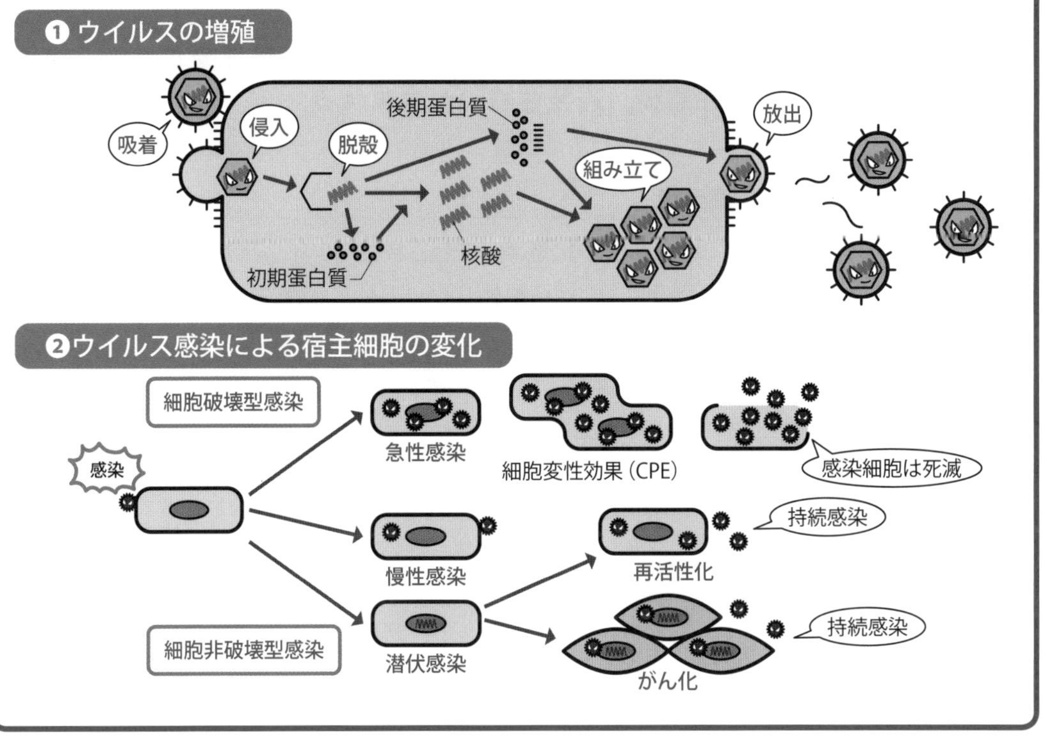

4 ウイルスの感染による宿主細胞の変化（図②）

多くのウイルスは細胞で増殖しウイルス粒子を放出する際に細胞を破壊する（**細胞破壊型感染**）．しかし，中には感染細胞を死滅させないものがあり，ウイルスを作り続ける場合（慢性感染）や作らなくなる場合（潜伏感染）がある．

その他に，細胞をがん化するウイルスもある．ヒトパピローマウイルス（HPV）は子宮頸癌，B型およびC型肝炎ウイルス（HBVおよびHCV）は肝癌，EBウイルスはバーキットリンパ腫，HTLV-1は成人T細胞白血病を起こす．これらのウイルスは，HCV以外は核酸（遺伝因子）が細胞染色体に組み込まれ，細胞の増殖を活性化（**がん化**）する．HTLV-1は，遺伝因子のRNAからDNAが作られ（**逆転写**），染色体に組み込まれる．

コラム 感染が疑われたら検査はいつ行うか？

ウイルス感染の検出には感度の優れたPCR法が用いられているが，ウイルス感染初期では「暗黒期」があるため検出できない．新型コロナウイルス感染症（COVID-19）においても，感染疑い後1～4日までは，暗黒期とその後の低いウイルス量のために偽陰性となる可能性が100～68％であると報告されている．

（戸邉　亨）

LECTURE 8－2

ウイルスと疾患

PT・OT
国試出題

POINT

ウイルスの感染には，症状が早期に現れる急性感染と持続感染がある．持続感染には潜伏感染，慢性感染，遅発性感染が含まれる．

1 DNAウイルスによる感染症

DNAを遺伝因子にもつウイルスで，ヒトに感染症を起こす主なウイルスを以下に挙げる．

・**アデノウイルス**：主に小児に感染し，咽頭結膜熱（プール熱），流行性角結膜炎，急性胃腸炎の原因となる．

・**ヘルペスウイルス**：8種あり，潜伏感染し，ときに再活性化し間欠的に発症する．単純ヘルペスウイルス1型（HSV-1）および2型（HSV-2）は神経節に潜伏感染し，口唇ヘルペスウイル感染症，性器ヘルペス感染症を起こす．

・**水痘・帯状疱疹ウイルス**：小児に水痘を起こし脊髄後根神経節に潜伏感染した後，回帰発症すると帯状疱疹を起こす．

・**EBウイルス**：リンパ組織に潜伏感染し，伝染性単核症，バーキットリンパ腫，上咽頭癌を起こす．

・**ヒトサイトメガロウイルス**：成人の70％以上が不顕性感染しているが，先天性胎内感染症や，免疫不全者における間質性肺炎を起こす．

・**ヒトヘルペスウイルス6および7（HHV-6，HHV-7）**：乳幼児に突発性発疹を起こす．ヒトヘルペスウイルス8は，カポジ肉腫を発症することがある．

・**ヒトポリオーマウイルス**：JCウイスルとBKウイルスは，潜伏感染した後再活性化すると，それぞれ進行性多巣性白質脳症あるいは出血性膀胱炎を起こす．

・**ヒトパルボウイルスB19**：伝染性紅斑（りんご病）を起こす．

2 RNAウイルスによる感染症

RNAを遺伝因子にもつもので，主なRNAウイルスを以下に挙げる．

・**インフルエンザウイルス**：経気道感染し，インフルエンザの原因となる．RNAゲノムは7～8本の分節から構成され，A型はビリオンに抗原性の異なるHAとNAをもつ亜型に分かれる．H5，H7型には強毒鳥インフルエンザウイルスがある．

・**ムンプスウイルス**：気道感染した後，全身感染し，流行性耳下腺炎（おたふくかぜ）を起こす．

・**麻しんウイルス**：気道感染した後，リンパ系組織で増殖し，麻しん（はしか）を起こす．

・**風しんウイルス**：気道感染による風疹と経胎盤感染により先天性風疹症候群を起こす．

・**フラビウイルス**：蚊を媒介し感染する日本脳炎ウイルスやデングウイルス，ウエストナイルウイルス，ジカウイルスなどがある．発熱や脳炎となることがある．妊婦のジカウイルス感染は，新生児の小頭症との関連が指摘されている．

・**コロナウイルス**：飛沫感染や接触感染し，SARSコロナウイルスは重症急性呼吸器症候群

主な病原ウイルスと疾患

ウイルス核酸	ウイルス種	疾患	潜伏部位
DNAウイルス	アデノウイルス	プール熱，流行性角結膜炎，急性呼吸器疾患	
	単純ヘルペスウイルス	口唇・性器ヘルペス	神経節
	水痘・帯状疱疹ウイルス	水痘・帯状疱疹	脊椎後根神経節
	EBウイルス	伝染性単核症，バーキットリンパ腫	リンパ球
	ヒトサイトメガロウイルス	間質性肺炎	唾液腺，種々の臓器
	ヒトヘルペスウイルス6および7(HHV-6，HHV-7)	突発性発疹	リンパ球
	B型肝炎ウイルス	肝炎	リンパ球
	ヒトパルボウイルスB19	伝染性紅斑(りんご病)	
RNAウイルス	インフルエンザウイルス	インフルエンザ	
	ムンプスウイルス	流行性耳下腺炎(おたふくかぜ)	
	麻しんウイルス	麻しん(はしか)	
	風しんウイルス	風しん(三日はしか)	
	ポリオウイルス	急性灰白髄炎	
	A型肝炎ウイルス	肝炎	
	日本脳炎ウイルス	日本脳炎	
	C型肝炎ウイルス	肝炎，肝硬変，肝癌	
	狂犬病ウイルス	狂犬病	
	ノロウイルス	胃腸炎，食中毒	
	HTLV	成人T細胞白血病(ATL)	リンパ球
	HIV	後天性免疫不全症候群(AIDS)	リンパ球
	新型コロナウイルス(SARS-CoV-2)	COVID-19	

(SARS)，MERSコロナウイルスは中東呼吸器症候群(MERS)，新型コロナウイルス(SARS-CoV-2)は新型コロナウイルス感染症(COVID-19)の原因となる．

- **ポリオウイルス**：経口感染し，急性灰白髄炎を起こす．
- **コクサッキーウイルス**，**エコーウイルス**：ヘルパンギーナおよび手足口病を起こす．
- **ノロウイルス**：急性胃腸炎を起こす．
- **ヒトT細胞白血病ウイルス(HTLV)**，**ヒト免疫不全ウイルス(HIV)**：逆転写酵素をもちDNAに変換されたゲノムが宿主細胞の染色体に組み込まれる．リンパ球に感染し，それぞれ成人T細胞白血病(ATL)と後天性免疫不全症候群(AIDS)を発症させる．

3 肝炎ウイルス

ウイルス性肝炎を起こすウイルスには，DNAウイルス(B型)とRNAウイルス(A，C，D，E型)がある．血液や性行為を介して感染し，特にC型肝炎は，肝硬変や肝癌に進展することがある．

(戸邉　亨)

LECTURE 8－3 細 菌

POINT

細菌は単細胞の原核生物で，真核生物であるヒトの細胞とは異なり核や細胞小器官をもたない．

1 細菌細胞の構造（図①）

細菌は，動物や植物の細胞と同様に細胞自身に代謝機能があり自立増殖できるが，細胞の構造が異なっている．細菌は**原核生物**であり，核や細胞小器官をもたず，蛋白質合成などの基本的な代謝にかかわる分子の構造も真核生物とは異なる．そのため，細菌に特異的に作用する抗菌薬（抗生物質）がきわめて有効となる．

細菌は，細胞膜と細胞壁の構造により，主にグラム陽性菌とグラム陰性菌に大別される．**グラム陰性菌**は，内膜と外膜の2層の脂質膜をもち，外膜には**LPS（リポ多糖）**がある．細胞形態の維持に必要な細胞壁（**ペプチドグリカン**）は，**グラム陽性菌**では脂質膜の外側にあり，グラム陰性菌は内膜と外膜の間にある．

菌体表面からは，菌の運動性を担う**鞭毛**や，標的細胞（組織）への付着を担う**線毛**が出ている．菌の中には外側に多糖類からなる**莢膜《きょうまく》**をもち宿主の免疫機能を回避するものもある．また，**芽胞（細菌の休眠形・耐久型）**を形成する菌は，熱や乾燥，消毒剤などに抵抗を示す．

2 細菌の増殖

細菌は細胞分裂により，親細胞が2つの娘細胞に分かれることで増えていく．増殖は，倍々で増える**対数増殖期**と，栄養源の枯渇や環境の変化により増殖を止める**定常期**に分けられる．定常期が続くとやがて死滅期に入り徐々に菌数が減少していく．

細菌の中にはエネルギーの生成に酸素を利用するもの（**好気性**），酸素を利用しないもの（**嫌気性**），両方が可能なもの（**通性嫌気性**）がある．また，糖を発酵して分解する場合は，アルコールや酢酸が生成される．

3 遺伝因子の移行（図②）

細菌は染色体とは別の遺伝因子を取り込み性状が変化することがあり，薬剤耐性菌の出現がこれにあたる．直接DNAを取り込む**形質転換**，細菌に感染するウイルスであるファージが持ち込む**形質導入**，さらに染色体とは別に存在する遺伝因子プラスミドの伝達による**接合**がある．

これらの現象は**水平伝播**とよばれ，娘細胞に受け継がれる**垂直伝播**とは異なり横断的な遺伝子の移行であり，薬剤の不必要な使用による選択圧があると急速に拡散する．

4 細菌の感染

病原菌は単独で増殖できるが，宿主の環境下で増殖し宿主に障害を与える．感染は，標的の細胞や組織に付着することから始まる．細胞上で増殖し集落を拡大する**細胞外寄生性**の他に，細胞内に

細菌の構造と遺伝子の水平伝播

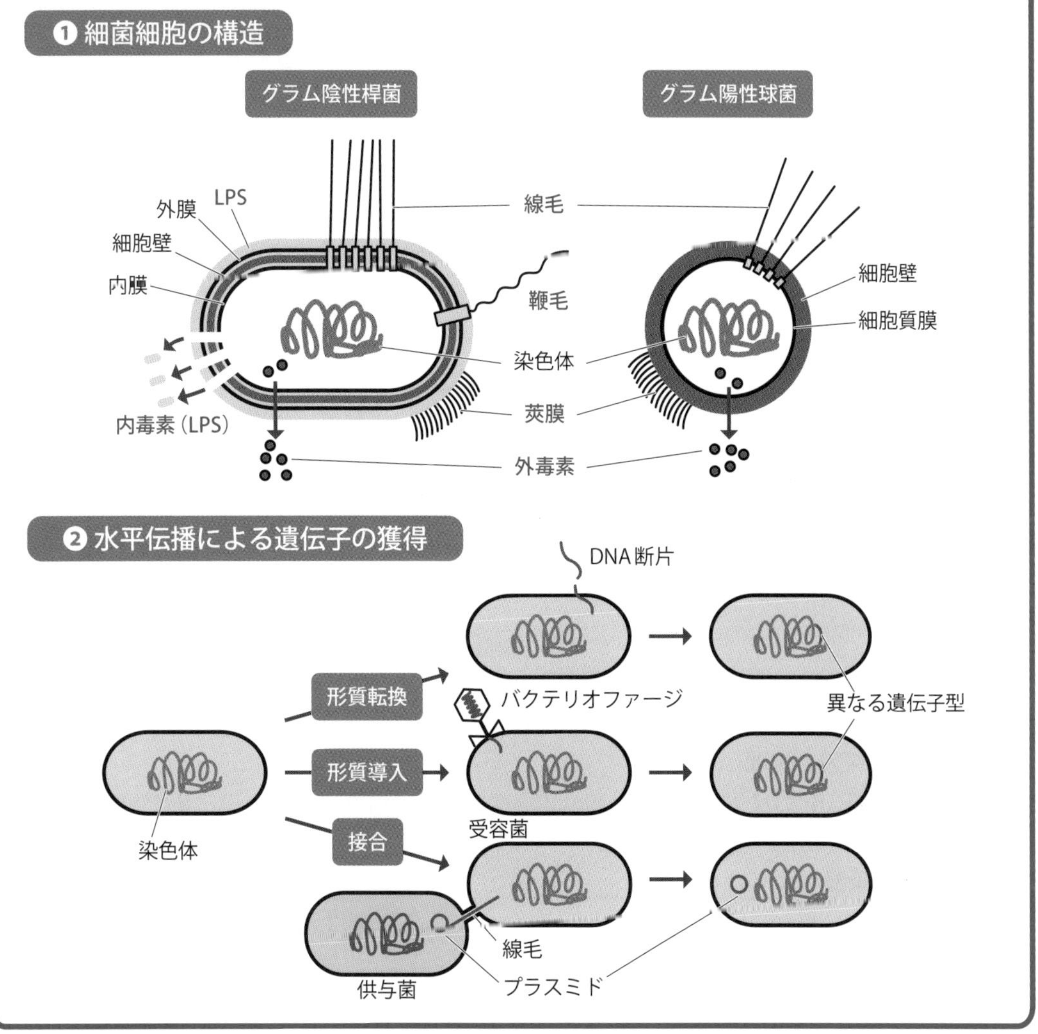

入り込む**細胞侵入性**を発揮し細胞内で生存するものもいる．細胞内で増殖するものには，細胞内・外の両方で増殖可能な**通性細胞寄生性**と，細胞の中でしか増殖できない**偏性寄生性**がある．

5 毒素とは（図①）

細菌そのものではなく，細菌が作る分子により宿主の障害が引き起こされる場合がある．**内毒素**はグラム陰性菌のLPSであり，宿主に炎症応答を誘発する．**外毒素**は菌が作る蛋白質の分子であり，菌の増殖に伴い菌体外に放出される．外毒素は，標的細胞の受容体を介して細胞内に取り込まれた後，活性化され細胞の機能を修飾あるいは障害する．毒素の中には，熱や酸などに耐性をもつものがあり，これらは食品の加熱や胃酸でも失活しない．

（戸邉　亨）

LECTURE 8-4 細菌と疾患

PT・OT 国試出題

POINT

細菌による疾患には，細菌そのものが感染し発症させるものと，細菌が作る毒素が引き起こすものがある．

1 全身性感染症

細菌が感染巣から血中に入り増殖し，症状が全身に広がり敗血症になると多臓器不全などを起こす．黄色ブドウ球菌，表皮ブドウ球菌，大腸菌，肺炎桿菌などが原因となる．

2 腸管感染症と食中毒

・**細菌性腸炎を起こす細菌**：コレラ菌，チフス菌，赤痢菌，大腸菌，サルモネラ属菌，腸炎ビブリオ，カンピロバクター，エルシニア，セレウス菌など多様である．大腸菌の中でも腸管出血性大腸菌（血清型O157に代表される）は，志賀毒素による溶血性尿毒症症候群を起こし重症化することがある．サルモネラ属菌は肉類や卵が感染源となることが多い．腸炎ビブリオは，魚介類の生食で感染する．カンピロバクターの主な感染源は，加熱不十分な鶏肉であり，**Guillain-Barré 症候群**を発症することがある．

・**食中毒**：細菌そのものの感染ではなく細菌が作る毒素により引き起こされる場合がある．代表的な細菌は，黄色ブドウ球菌，ボツリヌス菌，セレウス菌である．これらは，食品中で増殖した菌が産生した毒素が原因となる．

・**ヘリコバクター・ピロリ**：胃に感染し慢性胃炎や胃・十二指腸潰瘍，さらに胃癌の原因となる．

3 呼吸器感染症

・**上気道に感染症を起こす細菌**：A群レンサ球菌，ジフテリア菌，百日咳菌などがある．A群レンサ球菌は，咽頭炎の他に糸球体腎炎やリウマチ熱を発症することがある．ジフテリア菌は，ジフテリア毒素の作用により上気道粘膜に偽膜を作る．

・**下気道および肺感染症を起こす細菌**：百日咳菌，肺炎レンサ球菌，インフルエンザ菌，肺炎マイコプラズマ，レジオネラ，肺炎クラミジア，結核菌などがある．これらは，市中感染でみられるものだが，院内感染では，緑膿菌，肺炎桿菌なども原因となる．百日咳は，けいれん性の痙咳《けいがい》発作を特徴とする．レジオネラは，温泉施設や循環式浴槽で飛沫の吸引により感染し，肺炎あるいはポンティアック熱を発症する．肺炎マイコプラズマは，主な市中肺炎の原因であり，若年層で高率に感染を認める．結核菌は，抗酸菌に属し乾燥に強く，感染者が排出した飛沫核でも長期間生存する．結核は，初感染後休眠状態となるが，AIDSなどにより免疫が低下すると発症する．

4 性感染症

性行為により伝染する感染症で，梅毒，淋病，性器クラミジア感染症がある．原因の細菌は，それぞれ，梅毒トレポネーマ，淋菌，トラコーマクラミジアである．梅毒の場合，感染した母親から

主な細菌感染症

細菌			疾患	特徴
グラム陽性	球菌	黄色ブドウ球菌	化膿性皮膚炎，食中毒	日和見感染
		表皮ブドウ球菌	心内膜炎，尿路感染症	
		A群レンサ球菌	猩紅熱，化膿性皮膚炎，壊死性筋内膜炎	
		肺炎球菌	肺炎，髄膜炎	
	桿菌	セレウス菌	食中毒	毒素が主因
		破傷風菌	破傷風	
		ボツリヌス菌	食中毒	
		リステリア菌	髄膜炎	
		結核菌	結核	抗酸菌
グラム陰性	球菌	淋菌	淋病	性感染症
		髄膜炎菌	髄膜炎	
	桿菌	大腸菌	腸管感染症，尿路感染症，髄膜炎	
		赤痢菌	細菌性赤痢	
		サルモネラ菌	食中毒	サルモネラの一種
		コレラ菌	コレラ	毒素が主因
		腸炎ビブリオ	食中毒	
		緑膿菌	呼吸器感染，創傷感染症	日和見感染
		レジオネラ	肺炎	
		百日咳菌	百日咳	
	らせん菌	カンピロバクター	胃腸炎，食中毒	
		ヘリコバクター・ピロリ	胃・十二指腸潰瘍，胃癌	
		梅毒トレポネーマ	梅毒	性感染症
	その他	トラコーマクラミジア	精巣炎，子宮内膜炎など	
		肺炎クラミジア	肺炎	

胎児へ感染 (垂直感染) すると，先天性梅毒となる．淋菌では，産道感染による淋菌結膜炎を起こす．クラミジア感染は，男性では前立腺炎や精巣上体炎を，女性の場合は子宮内膜炎を起こすこともある．

5 医療関連感染症

病院や介護施設などで起こる医療関連感染症は，市中感染とは異なる特徴がある．これらの施設では，易感染者，感染源，感染経路が揃っていることから感染が広がりやすい．易感染者は，病原性の弱い日和見感染菌による感染症にもかかりやすく，施設には消毒薬や抗菌薬に抵抗性の菌が多く存在している．原因となる主な菌は，メチシリン耐性黄色ブドウ球菌 (MRSA) や緑膿菌，セラチアである．

(戸邉　亨)

LECTURE 9-1 個体の生体防御機構

POINT

ヒトの身体では，いわゆる「免疫」を含むさまざまな生体防御の仕組みが働いている．

1 個体の生体防御の仕組み

ヒトなどの高等生物の個体には，内外から加わるさまざまな刺激や傷害に対して何重もの防御システムが備えられている．「生体防御」というと，いわゆる「免疫」を第一に考えるが，本来の意味での「免疫」，つまり狭義の「免疫」は，**獲得免疫（acquired immunity）**とよばれ，次に挙げるいくつかの特性によって規定されている．すなわち，①生まれつきもっているものではなく，後天的に獲得されるものであること，②後天的な免疫の獲得には抗原の刺激が必要であること，③抗原刺激は自己と非自己の区別のうえに成り立っていること（“非自己”と認識された場合のみ抗原刺激が成立し，“自己”と認識された場合には抗原刺激にはならない），④免疫は特異的な反応である〔たとえば麻疹（はしか）の免疫が成立しても，それは水痘や風疹に対する免疫には影響を与えない〕，⑤このような免疫は長期にわたって記憶される，⑥免疫は個体から個体へ伝達可能である，という特性である．このような「免疫」の特性は，一度病気にかかると再度かからないといわれる生体防御現象をうみだすもので，非常に効率的であり，有効性の高い反応である．

しかし，この獲得免疫のみでは，個体に影響を及ぼす多様な刺激のすべてに対して十分な対応を得ることはできない．たとえば，初めて経験する病原体などには十分な応答はできず，熱や放射線などの抗原性が不十分な刺激に対しても効果的な対応は得られないことが多い．また，獲得免疫として生じる反応が身体に対して不利益をもたらす場合があり，その代表例がアレルギーや，自己免疫疾患である．このような不利益を軽減するために，生体には獲得免疫を抑制する仕組みも備えられており，それらが機能している状態では，獲得免疫以外の生体防御のシステムが必要になる．

獲得免疫以外の生体防御システムには，次項に示すようなものが含まれる．なお，免疫を形作る器官・組織・細胞やメカニズム，アレルギーや自己免疫疾患の詳細についてはLECTURE 9-2以降で個別に説明する．

2 獲得免疫以外の生体防御機構

獲得免疫以外の生体防御機構としては，**①皮膚のバリア機能**，**②消化管の粘液や分泌液**，**③線毛運動**，**④胃酸，膣の酸性状態**，**⑤常在細菌叢**，**⑥いわゆる自然免疫**が含まれる．これら生体防御機構のそれぞれの仕組みや特質については（**表**）に示す．これらの特徴は，いずれも個体に生まれつきに備わったシステムであり，非特異的なものが主体であるが，広く生物全般に共通する機構である．相互に有機的なつながりをもち，全体として幾重にも重なる個体の生体防御機構を構築している．

（前田邦彦）

生体防御機構

	関係する細胞，物質	仕組みの内容
皮膚のバリア機能 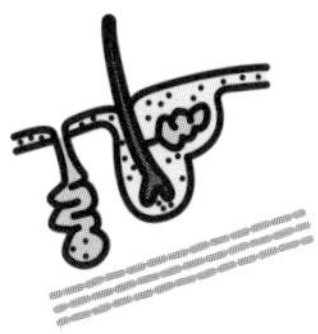	ケラチノサイト（角化細胞） メラノサイト（色素細胞） 皮脂腺細胞 汗腺細胞	・皮膚はケラチノサイトが構成する表皮（重層扁平上皮）に覆われている． ・表皮は角化を示し，上皮細胞相互が密な結合をしており，ほとんどの物質は容易に通過できない． ・皮脂や汗を分泌することでその成分が外来刺激を中和・緩和したり，撥水性を示したりして刺激を抑制する． ・メラニンは紫外線の影響を減弱させる．
消化管の粘液や分泌液 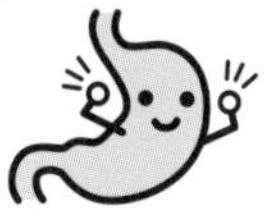	消化管上皮	・消化管の上皮あるいは付属する分泌腺から産生・分泌される粘液・分泌液は消化・吸収に関与する． ・中には抗菌性を有したり，細胞の保護や修復に関係したりするものがある．
線毛運動（鼻毛・線毛） 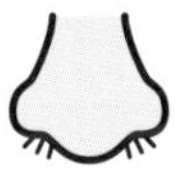	鼻腔上皮 呼吸上皮（多列線毛上皮）	・鼻毛はフィルターとしての役割を有し，呼吸によって，ほこりや病原体などの異物が気道内に侵入するのを防ぐ． ・気道内に侵入した異物や病原体に対しては，線毛がその運動によって，気道外に排出する．
胃酸，膣の酸性状態 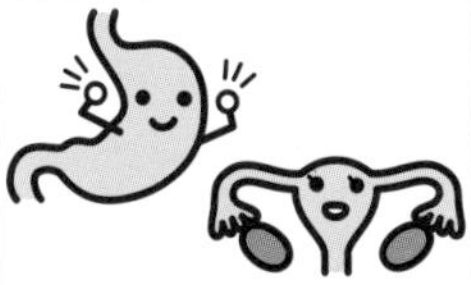	固有胃腺の壁細胞 膣の重層扁平上皮	・胃の壁細胞は胃酸を分泌し，胃液の酸性度を高める． ・膣の上皮は豊富なグリコーゲンを産生し，それを栄養とするデーデルライン桿菌の増殖を促すことで，酸を作りだし，有害細菌の発育を抑制して，膣の自浄作用に役立つ．
常在細菌叢 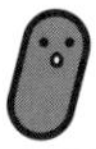	腸内，口腔，皮膚の細菌叢	他の病原性を有する微生物の増殖の抑制や，それぞれの環境での恒常性の維持に有用である．
自然免疫 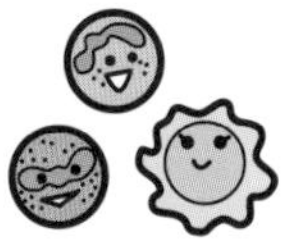	好中球 好酸球 マクロファージ NK細胞 形質細胞様樹状細胞 補体 リゾチーム インターフェロン	・細菌やウイルスなどの病原体の感染や抗腫瘍免疫において，いち早くそれらを排除する方向に作用する防御機構． ・獲得免疫のように特異的でなく，記憶されることもないが，すばやく広範な防御ラインを構成するとともに獲得免疫への橋渡しの役割を果たす．
獲得免疫 （狭義の免疫） 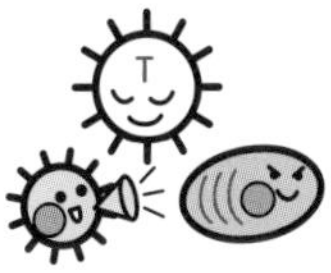	樹状細胞（抗原提示細胞） Tリンパ球 ヘルパーTリンパ球 キラー細胞 Bリンパ球 形質細胞 抗体	高度で効率的な防御機構（一度病気にかかると二度はかからない） ・抗原刺激による． ・後天的に獲得される． ・特異的である． ・自己，非自己の識別に基づく． ・記憶される． ・伝達可能である．

LECTURE 9-2 炎　症

PT・OT 国試出題

POINT

「炎症」はさまざまな刺激に対する生体の反応の場に生じる変化であり，その本質は血管からの滲出や遊走である．

1 炎症の概念

「炎症」とは，生体に刺激が生じた際に，それに対する恒常性を維持するために引き起こされる反応の総称である．

炎症は種々の原因（因子）で引き起こされるが，大別すると，内的因子と外的因子に分けられる．**内的因子**には，変性や壊死を起こした細胞・組織，分泌物や形成物，腫瘍細胞などが含まれる．一方，**外的因子**は，さらに物理的因子（外力，温熱，氷温，紫外線，放射線など），化学的因子（酸，アルカリ，重金属，毒物など），および生物学的因子に分けられ，特に，生物学的因子である病原微生物（病原体）の感染が最も代表的な原因因子となる．炎症の病変においては，それぞれの原因因子の特性に応じた変化が生じるが，その変化は一定ではなく，宿主側の防御能力に応じたバランスのうえにさまざまな反応が加味され，臨床的にも，病理学的にも多様な像を示すこととなる．

たとえば，軽症の場合は皮膚や粘膜の一過性の発赤やかゆみなどで終息してしまうが，重症の場合は局所の組織や器官の破壊や壊死を引き起こすまでに至る．原因因子側の要因には，その吸着性，侵入性，運動能力，増殖速度，生産する毒素（内毒素，外毒素）の性質などがあり，これらの要因をひとまとめにし，**毒性・毒力（virulence）**と表現することもある．一方，宿主側の防御能力は，年齢，性別，人種，生活環境，既往疾患，さらに基礎疾患の有無などによって規定される．

2 炎症のメカニズム

炎症性刺激因子が生体反応（炎症）を惹起する過程は，以下のように考えられている．

①当該刺激因子が直接あるいは特異的受容体やある種の接着構造を介して，標的細胞あるいは細胞外基質などに接着する．

②当該刺激因子が接着細胞・組織を直接傷害する，あるいは内毒素，外毒素，種々の酵素などを放出することによって，当該細胞・組織障害を引き起こす．

③当該微生物の抗原性，放出された諸因子，あるいは細胞・組織の傷害によって遊離した細胞内物質に対して血管が反応し，局所の血流の増加，透過性の亢進が引き起こされ，さまざまな滲出物，化学的中間物，血球や貪食細胞などの浸潤をきたし，免疫反応を含む種々の生体反応が誘導される．

④刺激が減弱あるいは消失すると，炎症の場には樹状細胞（抗原提示細胞）やリンパ球などの免疫の主体となる細胞が集積する．それとともに，マクロファージによる処理，線維化や肉芽組織による組織の修復が生じる．

炎症の病理学的分類

炎症の類型		炎症の特徴	具体的な炎症
滲出性炎症	カタル性炎症	炎症反応とともに炎症局所の上皮細胞などからの分泌が亢進した状態	鼻炎，結膜炎，気管支カタル，大腸カタル
	線維素性炎症	病変における線維素（フィブリン）の析出が目立つ炎症	心外膜炎，偽膜性大腸炎，ジフテリアによる気道の炎症
	化膿性炎症	いわゆる‘化膿性細菌’（ブドウ球菌，連鎖球菌，髄膜炎菌，淋菌など）の感染の際に最もしばしばみられる炎症像 高度な好中球の浸潤が特徴である 膿瘍，蜂窩織炎，蓄膿の3つの亜型がある	急性虫垂炎，急性胆嚢炎，膿痂疹，肝膿瘍，膿胸（化膿性胸膜炎）
	出血性炎症	炎症巣の出血が顕著	インフルエンザ肺炎，出血性大腸炎，膀胱炎
変質性炎症		化学物質，ウイルスに起因した炎症などで生じる傷害細胞の変性を主体とする炎症	劇症肝炎，四塩化炭素による肝傷害，Creutzfeldt-Jakob病，ジフテリア心筋炎，サイトメガロ・ウイルス感染症
増殖性炎症		炎症病変における細胞や線維などの増殖が目立つ炎症	増殖性糸球体腎炎，慢性肝炎
肉芽腫性炎症		結核，サルコイドーシスなどの病変でみられる肉芽腫の形成を特徴とする炎症	結核，サルコイドーシス，多発血管炎性肉芽腫症（ウェゲナー肉芽腫症）

3 炎症の病理学的分類（表）

炎症には，急性炎症と慢性炎症という括りがある．**急性炎症**は比較的明確な症状（痛み，かゆみ，発熱，全身倦怠感など）が数日～数週間の限定的な期間に生じる炎症であり，**慢性炎症は**，緩慢で潜在的に進行し，数か月～年余の単位で持続する炎症で，臨床的な特徴により区別される．

急性炎症では，炎症局所における毛細血管の拡張や増加，さまざまな物質細胞の滲出が主体となり，慢性炎症では，線維化や代償性変化が主体となる．一般的に炎症は急性炎症として発症し，慢性炎症へと移行する経過をたどるが，急性炎症を経ずに慢性炎症として発症し，炎症が遅延する場合もある．

一方で，前述のように，炎症を引き起こす刺激の強さや特性と対応する宿主側の防御能力とのバランスのうえにさまざまな反応が生じ，炎症は，病理組織学的に多様な像を示す．このような炎症の病理像は滲出性炎症，変質性炎症，増殖性炎症，肉芽腫性炎症に大別され，滲出性炎症は，さらにカタル性炎症，線維素性炎症，化膿性炎症，出血性炎症に細分類される（**表**）．滲出性炎症や変質性炎症は主として急性炎症として経過し，増殖性炎症や肉芽腫性炎症は慢性炎症として経過する．

（前田邦彦）

LECTURE 9－3 発 熱

POINT

発熱は炎症が生じた際の全身への影響の1つであり，炎症における主要な症状である.

1 炎症の全身への影響（表）

LECTURE9-2でも述べたとおり，一般に炎症は種々の有害刺激に対する局所の反応と理解されており，炎症局所への仲介物質の滲出や細胞の遊走からなると理解されているが，しばしば全身にもさまざまな兆候や変化をもたらす．これを**炎症の全身への影響**として総括する．この炎症の全身への影響については，急性炎症と慢性炎症の場合に分けると**表**のようになる．これらの兆候のうちでも最も一般にみられる所見が「発熱」である．炎症の全身への影響は，病理学的には炎症局所からのサイトカイン（特に，IL-1，IL-6，TNFαが重要と考えられている）の産生・分泌とそれに伴う種々の連鎖反応の結果と考えられている.

2 発熱のメカニズム

発熱は，このような炎症の全身への影響の代表的なもので，たとえば，新型コロナウイルス（COVID-19）に感染した場合も，感染の有無を知る指標の1つとして重要な兆候となっている．特に発熱を引き起こす物質を**発熱物質（pyrogen）**とよぶ．発熱物質は体内，体外の両方で作られ，病原微生物の菌体成分や微生物が作る物質（毒素など）は，体外で作られる発熱物質の代表例である．通常，体内でできる発熱物質は単球やマクロファージによって産生される上述のサイトカインである．体外から入ってきた発熱物質は，身体を刺激して体内の発熱物質の放出を促すか，体温を制御している脳の部位（視床下部）に直接作用することで発熱を引き起こす.

なお，炎症以外にも，悪性腫瘍に罹患した場合や代謝が亢進した場合にも発熱がみられる.

3 発熱の意義

なぜ発熱が起きるのかについては，実際のところあまり詳細な説明はされていない．しかし，一般的には，**体内に入り込んだウイルスや細菌の増殖を抑えるため**，**防御反応の一環として発熱する**という説明がなされる．ただし，40℃未満の発熱がどの程度抗菌効果を有するかは十分には知られていない．むしろ，炎症の存在を自覚するための兆候であり，不調な状態を改善するためのさまざまな対応の目安としての意義が大きいと思われる.

発熱時の解熱についてもさまざまな意見がある．身体を構成する細胞を形作り，さまざまな酵素反応の基盤となる蛋白質は熱に弱いので，高熱が長時間続くことは生体にとって不利だと思われるが，40℃未満の発熱は，このような物質への影響は少なく，必ずしも早急な解熱処置がなされるべきかどうかは不明である.

ただし，炎症などを起因とした，サイトカインの連鎖反応を断ち切るという意味では，解熱は身体の恒常性を回復するうえで必要かもしれない.

炎症の全身への影響

	急性炎症の影響（急性期反応 acute-phase reaction）	慢性炎症の影響
自覚症状	全身倦怠，食思不振，悪心，傾眠 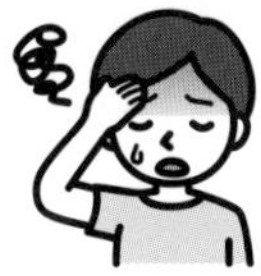	全身倦怠，食思不振
兆候（他覚所見）	発熱，低血圧	体重減少，微熱
免疫系組織の反応	リンパ節腫脹，脾腫	
血液学的変化	赤沈の亢進	貧血
	血液中の各種急性期反応物質（Acute Phase Reactant：APR）あるいは急性期反応蛋白質（Acute Phase Protein：APP）※の増加	
	白血球増多 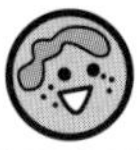	
その他	骨格筋蛋白の変性	アミロイドーシス

※血液中の各種急性期反応物質（Acute Phase Reactant：APR）あるいは急性期反応蛋白質（Acute Phase Protein：APP）には，α1分画のα1アンチトリプシン，α2分画のハプトグロビン，セルロプラスミン，β分画のフィブリノーゲン，補体，γ分画のC反応性蛋白（C-reactive protein：CRP），マンノース結合性蛋白質，血清アミロイドA（SAA）などが含まれる．

コラム

「発熱」のような炎症の全身への影響の最も極端なものとして，全身性炎症反応症候群（sytemic inflammatory response syndrome：SIRS）が提唱されている．SIRSは，細胞，組織を損傷する内因的および外因的刺激（侵襲）の種類にかかわらずサイトカインを中心とした免疫-炎症反応による非特異的な全身生体反応を理解するための臨床概念であり，外傷や熱傷，手術および感染などの侵襲を受けた局所でサイトカインが産生され，それが血中に吸収されて全身を循環し，全身的な身体反応を引き起こしている状態と定義される．重症な場合には多臓器不全などを引き起こすこともある．1992年に米国関係学会の合同委員会が敗血症に関連する診断基準として発表し，敗血症は感染症に起因するSIRSと定義した．近年では，SIRSに引き続いて，抗炎症性サイトカインの過剰反応によって引き起こされる代償性抗炎症反応症候群（compensated anti-inflammatory syndrome：CARS）や，SIRSとCARSが同時に起こるMARS（mixed antagonistic response syndrome）という概念も提唱されており，炎症が生じた際の全身の反応が注目されている．

（前田邦彦）

LECTURE 9-4 ストレス応答

POINT

ストレス応答も広い意味で生体防御反応の一部である．身体的な反応の他に，精神・心理的な変化や社会的な行動変容が含まれ，近年では，器官，組織，細胞，細胞小器官レベルでの外的刺激に対する反応もストレス応答に含まれる．

1 ストレスとは

「ストレス」という言葉は，日常生活の中で「ストレスがたまっている」「ストレス発散」のように気軽に用いられている．しかし，その意味合いや内容は漠然としており，必ずしも厳密な規定に沿って用いられているわけではない．場合によっては，単に「外的な刺激」という意味合いで用いられていることも多い．

元来，「ストレス」という言葉は物理学で用いられており，「外からかかる力による物質の歪み」を意味していた．この物理学の概念を医学に導入したのが，米国の生理学者のウォルター・キャノン（Walter B. Cannon）で，さらに当時活発に研究が始められた内分泌学との関連を通して，この概念を統合・整理し，理論化して世に広めたのはカナダの内分泌学者ハンス・セリエ（Hans Selye）である．セリエは，1936 年に外界からのさまざまな刺激（ストレス刺激）に対する生体の非特異的反応を**全身適応症候群（general adaptation syndrome）**として総括し，その過程やメカニズムの解析を試みた．このセリエの理論を**ストレス学説**とよび，医学的にストレス応答を考える場合の基盤とされている．

2 ストレス応答とは

医学的には，外界からの刺激に対する身体や精神・心理の反応のことを**ストレス反応**あるいは**ストレス応答**とよび，その反応を生じさせる刺激（ストレスの原因）のことを**ストレッサー**とよぶ．ストレッサーは実に多様で，物理化学的なもの（寒暑，騒音，化学物質など），生物学的なもの（飢餓，感染，過労，睡眠不足など），精神・心理的なもの（精神緊張，不安，恐怖，興奮など），社会的なもの（人間関係や生活環境など）がある．

当初は個体に対する刺激とそれに対するさまざまな応答としてこのストレスを捉えていたが，近年では，器官，組織，細胞，細胞小器官レベルにおける外的刺激に対する反応についてもストレスという表現を用いている．このように考えると，ストレス応答は広く生命現象に共通する刺激・反応関係の1つとしても考えられ，個体の生体防御という立場からも，重要な現象と考えられている．個体のストレス応答のメカニズムについては，もっぱら内分泌や神経における反応として解析されてきているが，近年では，ここに免疫反応を加えて神経・内分泌・免疫クロストークとしてこれらの関連に着目された研究が活発に行われている．

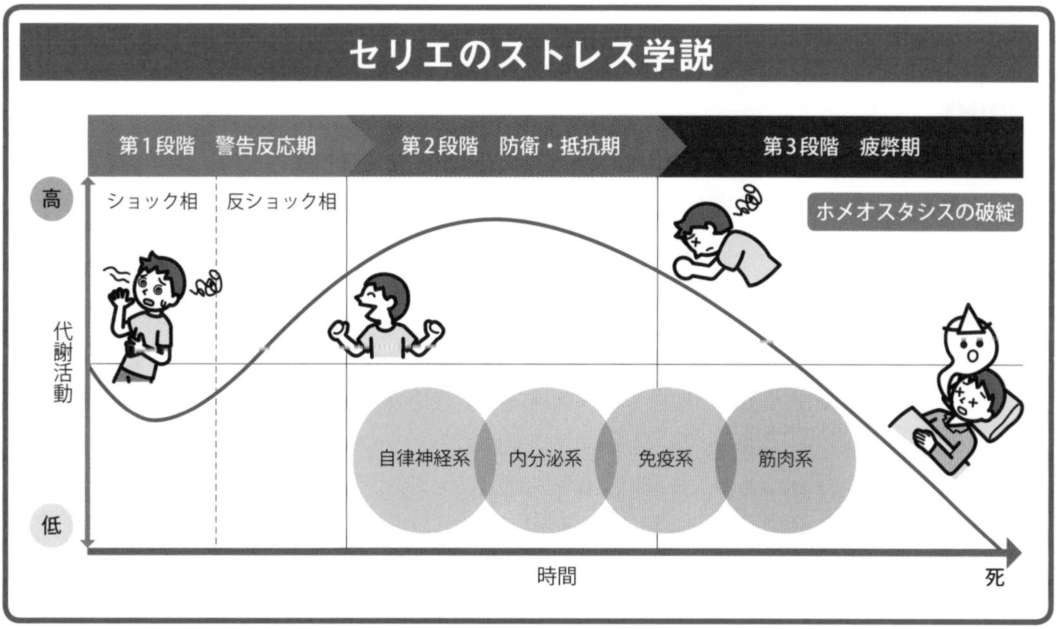

3 セリエのストレス学説（図）

セリエが提唱したストレス学説は，適当な刺激（ストレッサー）が持続的に身体に加わると，一連の非特異的かつ定型的な反応が生じるというものであり，一連の反応を全身適応症候群あるいは汎適応症候群（general adaptation syndrome）と呼称した．その症候群では，反応を「警告反応期」（最初の「ショック相」とそれに引き続く「反ショック相」とに区分），「防衛・抵抗期」，「疲弊期」という3つの時期に区分して，症状を説明している．

・**警告反応期**：ストレッサーが加えられた直後の時期で，ストレッサーに対する警告を発して，ストレスに耐えるために内部環境を急速に準備する緊急反応の時期とされ，闘争・逃走反応ともよばれている．最初に抵抗力が低下する**ショック相**を経て，抵抗力が高まる**反ショック相**へと移行するとされ，前者では体温低下，血圧低下，血糖値の低下，筋緊張の弛緩などの症状を認め，後者では抵抗力が強まり，ストレッサーへの適応が本格化し始めるとされている．

・**抵抗期**：ストレッサーに対し活動性を高めてバランスを保っている状態で，心身の活動が活発になるため，休息とのバランスが問題となる．症状が治まり，抵抗力が増して，一見，正常な機能を取り戻したようにみえる時期でもあるが，ストレスに抵抗し続けるためにはエネルギーが必要なので，そのエネルギーが枯渇すると疲弊期に移行する．

・**疲弊期**：長時間継続するストレッサーに心身が対抗できなくなり，抵抗力が衰え，うつ病などの病的状態になる時期で，警告反応期のショック相にみられるような症状や，不安や抑うつといった精神症状，胃潰瘍などの消化器障害などの身体症状も引き起こす．セリエは，このような反応に中心的な役割を果たすのが「適応ホルモン」と銘打った種々のホルモンと自律神経であり，中でも副腎皮質ホルモン（副腎皮質ステロイド）が最も重要であると主張した．

（前田邦彦）

LECTURE 10 - 1 免疫・免疫臓器

POINT

免疫は病原体などの侵入を感知し，それを駆逐する仕組みである．免疫細胞は一次・二次リンパ組織において分化・活性化される．

1 免疫とは

生物は自身の健康な状態を保つために，外界からの病原体・異物などの外敵の侵入を感知し，外敵の侵入を防ぎ，また侵入を許した後もそれを駆逐する仕組みである**免疫**というシステムを備えている．

紀元前の昔より，ヒトにとって疫病（感染症）は生きていくうえで最も大きな脅威であった．しかし，疫病にかかっても生き残った場合は，同じ疫病には再度かからない（二度なし），もしくはかかったとしても症状は軽く済むということが経験的にわかっていた．そこから，「疫病を免れる」という意味で使われるようになったのが「免疫」という表現である．

当時は詳しい仕組みは知るべくもなかった「免疫」であるが，18世紀末に天然痘に対するワクチンが開発され，19世紀末には細菌の出す毒素を中和する液性因子（抗毒素，すなわち抗体）の発見，20世紀に入りT細胞とB細胞の発見，「免疫はなぜ自己に反応しないのか」という問いに対する「自己」と「非自己」についての研究，それにかかわる自然免疫系・獲得免疫系についての研究など，免疫に関する研究は飛躍的に発展し，その仕組みもより明確になってきた．

そして免疫学の発展により，外敵から身を守るという働き以外に，免疫の働きそのものが病気を引き起こすこと，あるいは種々の病気の進展にもかかわることが明らかにされている．

2 免疫臓器 ―一次リンパ組織―（図①）

免疫は多くの細胞の共同作業であり，造血幹細胞から作られる白血球系の細胞，すなわち骨髄系細胞である顆粒球，単球（マクロファージ，樹状細胞を含む），リンパ系細胞であるB細胞，T細胞などが免疫系としての機能を担う主な免疫細胞である．

そして，造血幹細胞からこれらの細胞への分化，成熟，活性化にかかわる臓器が主たる免疫臓器とよばれる．造血幹細胞は，胎児期には肝臓，骨髄，出生後は骨髄に存在し，顆粒球，単球，B細胞は赤血球，血小板とともに，骨髄で分化，成熟する．

T細胞も前駆細胞は骨髄で作られるが，その後，胸腺において分化，成熟し，細胞表面上にCD4分子あるいはCD8分子のいずれかを発現するようになる．このように，**骨髄と胸腺は免疫細胞の分化・成熟の場となっている**ことから，**一次リンパ組織**とよばれる．

免疫臓器と一次・二次リンパ組織

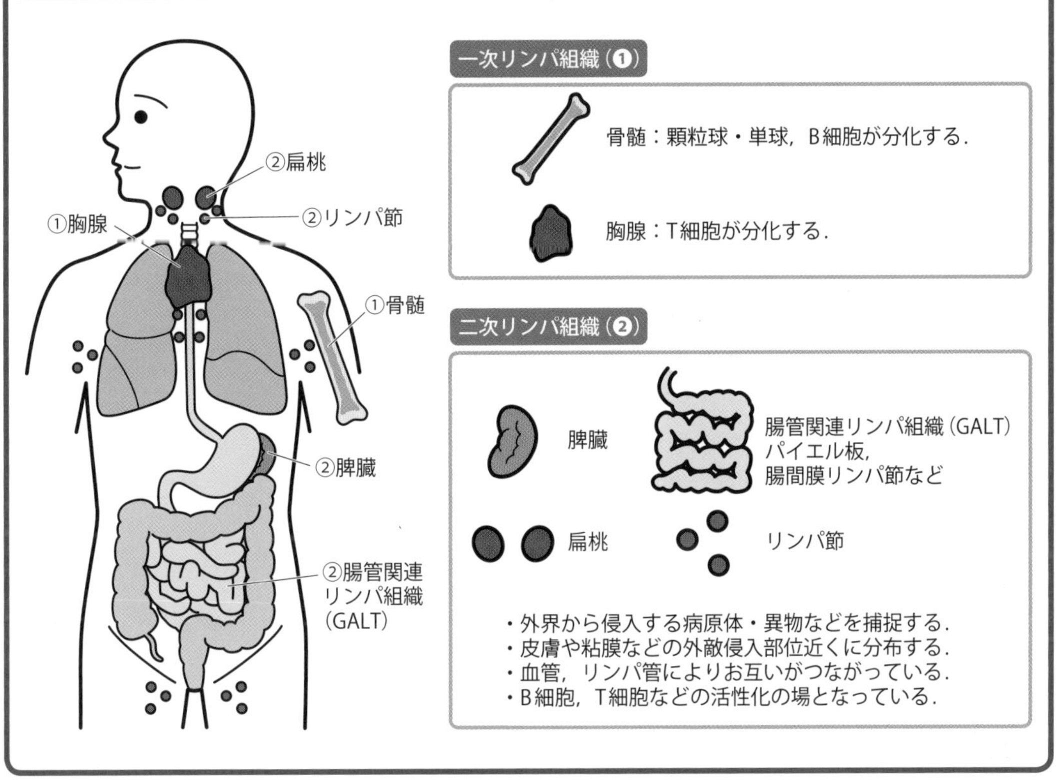

3　免疫臓器　—二次リンパ組織—（図②）

骨髄，胸腺で成熟したB細胞，T細胞は，そのまま免疫細胞としての機能を発揮できるわけではなく，機能獲得には二次リンパ組織とよばれる免疫臓器での活性化が必要である．

二次リンパ組織は，外界から体内に侵入する病原体・異物などを捕捉する役割を担っており，皮膚や粘膜などの外敵侵入部位近くに分布し，血管，リンパ管によってお互いがつながっている．侵入した病原体・異物は二次リンパ組織において**B細胞**，**樹状細胞**，**マクロファージに捕捉・分解され**，**短いペプチドとしてT細胞に抗原提示される**．

抗原を特異的に認識するT細胞は抗原刺激により活性化され，サイトカイン（リンホカイン）という液性因子を産生し，それによってB細胞を活性化する．サイトカイン刺激を受けたB細胞は抗体産生細胞（形質細胞）へと分化し，血中に抗体を供給する能力を得る．

このように，二次リンパ組織は種々の免疫細胞の共同作業により，獲得免疫応答を担うB細胞，T細胞などが本来の機能を獲得する場となっている．二次リンパ組織としての役割を担っているのは，脾臓，リンパ節，口腔（扁桃），気道，腸管（GALT）などの粘膜組織に存在する粘膜関連リンパ組織（MALT）などである．

（石川哲也）

LECTURE 10 - 2

免疫細胞の働き

PT・OT 国試出題

POINT

白血球は，免疫細胞とよばれる骨髄系の顆粒球，単球系細胞，リンパ系のB細胞，T細胞などからなる細胞集団である．

1 白血球の種類と働き

白血球は，免疫細胞と称される骨髄系細胞（顆粒球，単球など），リンパ系細胞（B細胞，T細胞など）からなる多様な細胞集団である．

・**顆粒球**：細胞質内に色素で膿染される顆粒を有し，分葉した核の形状から多形核白血球ともよばれる．①好中球，②好酸球，③好塩基球の３種類がある．

①**好中球**：白血球中で最も数が多く，細胞質中の顆粒は中性色素で染色される．微生物の侵入，炎症反応に際して局所に動員され，最も初期の防御反応を行う．好中球は，主に微生物（細菌）を細胞内に取り込み（貪食作用），それを分解することで殺菌を行う．

②**好酸球**：好酸性の顆粒をもち，主に寄生虫，大きな粒子などの排除にかかわる．また，アレルギー性炎症，組織の再構築との関連が示唆されている．貪食作用をもつが，細菌を死滅させる能力は好中球よりも低い．

③**好塩基球**：好塩基性の顆粒をもち，大型の寄生虫の排除とともに，アレルギー反応にかかわっている．

・**単球**：白血球の約5％を占める貪食能を有する不均一な細胞集団で，骨髄から末梢組織に遊走すると，マクロファージに分化する．単球の核は分葉傾向を示し，細胞質にアズール顆粒や空胞をもつ．単球には炎症刺激に応答し組織傷害に作用するものと，組織修復に作用するものがある．

・**マクロファージ**：ほぼすべての組織に分布する，貪食能と抗原提示能をもつ細胞であり，組織の感染・炎症応答に反応して活性化する．単球と同様に組織傷害に作用するものと，組織修復後に作用するものがある．その貪食能の高さから大食細胞ともよばれる．

・**樹状細胞**：樹枝状の突起を伸ばした形態をもち，貪食能と抗原提示能をもつ細胞である．活性化すると効率よくT細胞を活性化するが，活性化していない状態では，T細胞に免疫寛容を誘導し，末梢で自己反応性T細胞の不応答化を維持している．

2 B細胞の働き

B細胞は，細胞表面にB細胞受容体（BCR）である**膜型免疫グロブリン**をもつリンパ球である．B細胞のもつ免疫グロブリン遺伝子は，B細胞の分化，成熟の過程で再構成され，発現される抗体はそれにより膨大な種類の抗原に特異的に結合できる多様性を獲得する．

B細胞が二次リンパ組織で抗原により活性化される際には，T細胞との相互作用によりクラススイッチ，体細胞高頻度突然変異，遺伝子変換を経て，その多様性がさらに増大される．そして，活性化された**B細胞は形質細胞となって抗体を血中に放出し**，抗体は結合した抗原を有する異物を体内から除去する働きをする．

免疫細胞（白血球）の分化

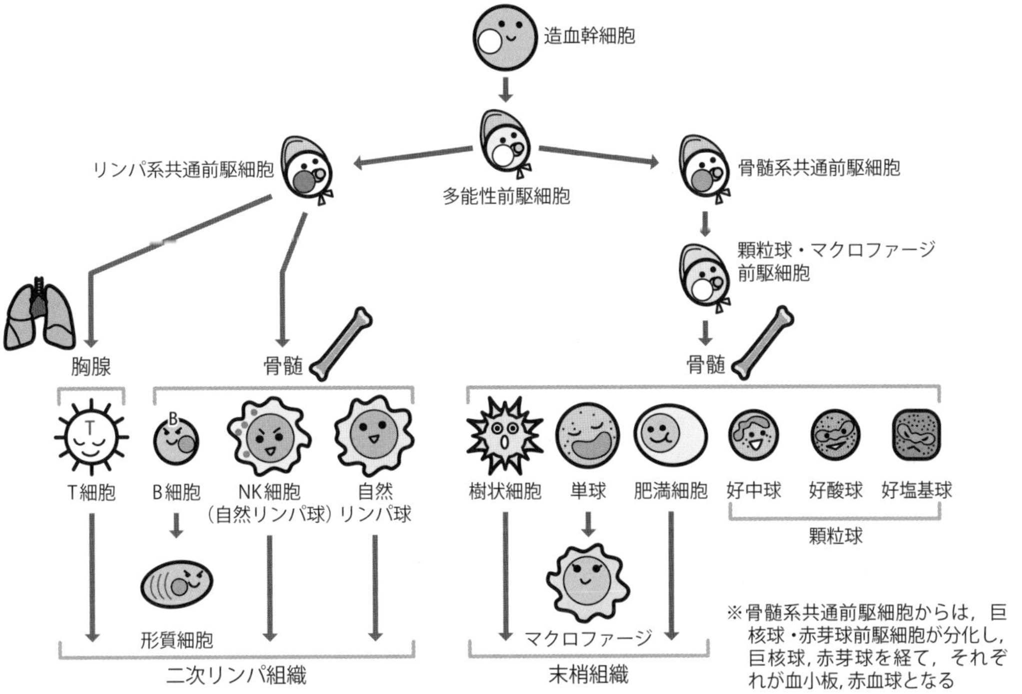

3 T細胞の働き

T細胞はリンパ球の70～80％を占める細胞集団で，細胞膜表面上には病原体など異物の情報を抗原として認識するT細胞受容体（TCR）を発現している．胸腺へ移動したT細胞の前駆細胞では，TCR遺伝子はB細胞の免疫グロブリン遺伝子と同様，T細胞の分化，成熟の過程で再構成され，多様な抗原に特異的に結合するTCRをもったT細胞のレパートリーが形成される．

さらに，T細胞はその分化，成熟の過程で細胞膜上にCD4分子を発現するものと，CD8分子を発現するものに分化し，それぞれCT4陽性T細胞（CD4$^+$T細胞），CT8陽性T細胞（CD8$^+$T細胞）とよばれる．CD4$^+$T細胞はサイトカイン産生を通じてヘルパー機能を発揮し，CD8$^+$T細胞は細胞傷害性に作用する．

なお，T細胞のTCRのような抗原特異的受容体をもたないもののT細胞と類似の機能をもつ細胞として，自然リンパ球（ILC）が存在する．

（石川哲也）

LECTURE 10 - 3 自然免疫

POINT

自然免疫は，病原体などの侵入を速やかに検知し排除するためのシステムで，獲得免疫への橋渡しの役割を担っている．

1 自然免疫の役割（図①）

外界から体内に侵入しようとする病原体・異物などが，身体表面の皮膚や粘膜などのバリアを越えて体内に侵入した際に，最初に起動するのが**自然免疫**である．

自然免疫は，侵入してきた病原体，異物などの「非自己」を速やかに認識，排除するための免疫応答であると同時に，獲得免疫への橋渡しとして，獲得免疫のエフェクター活性を誘導し支持するという重要な役割を果たしている．また，獲得免疫が自然免疫を活性化するなど，相互に関連しながら生体防御の役割を担っている．

2 食細胞とは

顆粒球系細胞である好中球，単球系細胞のマクロファージ，樹状細胞は病原体・異物などを取り込む食作用（貪食能）をもつことから，**食細胞**とも称される．そして，この食作用こそが自然免疫の基本ともいえるのである．食作用は，細菌の細胞壁成分，死細胞などを認識する細胞膜上の受容体が関与するなど，ある程度特異的に起こることがわかっている．

好中球，マクロファージ，未熟な樹状細胞（病原体などを捕食していない樹状細胞）などは，補体成分であるC3bの受容体（C3b受容体，CR1）や抗体のFc部分（定常部分）を認識する受容体（FcR）を発現しており，病原体にC3bや抗体が結合した場合，あるいは病原体上に補体成分の複合体が形成された場合など，それぞれの作用により食作用が増強される．抗体，補体（C3b）のように病原体に結合することで食作用を亢進する分子をオプソニンとよぶ．

なお，マクロファージと樹状細胞は，抗原提示能を有し，貪食した病原体を細胞内で分解し，その情報をT細胞に与えることで活性化を誘導する．

3 補体とは（図②）

補体系は，病原体の排除に際して貪食細胞および抗体の作用を補助するという意味で称された免疫系であり，それらを構成する分子群を総称して**補体**とよぶ．補体系の役割は，病原体（抗原）のオプソニン化，膜侵襲複合体の形成による殺菌，炎症性伝達物質の生成による炎症反応の誘導の3つである．

これらの補体系の反応は，C3転換酵素という複合体が病原体表面で作用することで起こる．C3転換酵素の形成には3つの経路が知られている（古典的経路，レクチン経路，第2経路）．

補体蛋白質は，通常，血漿中では不活性であり，主に病原体への結合によって活性化される．また，その役割を果たした後は急速に不活性化される．

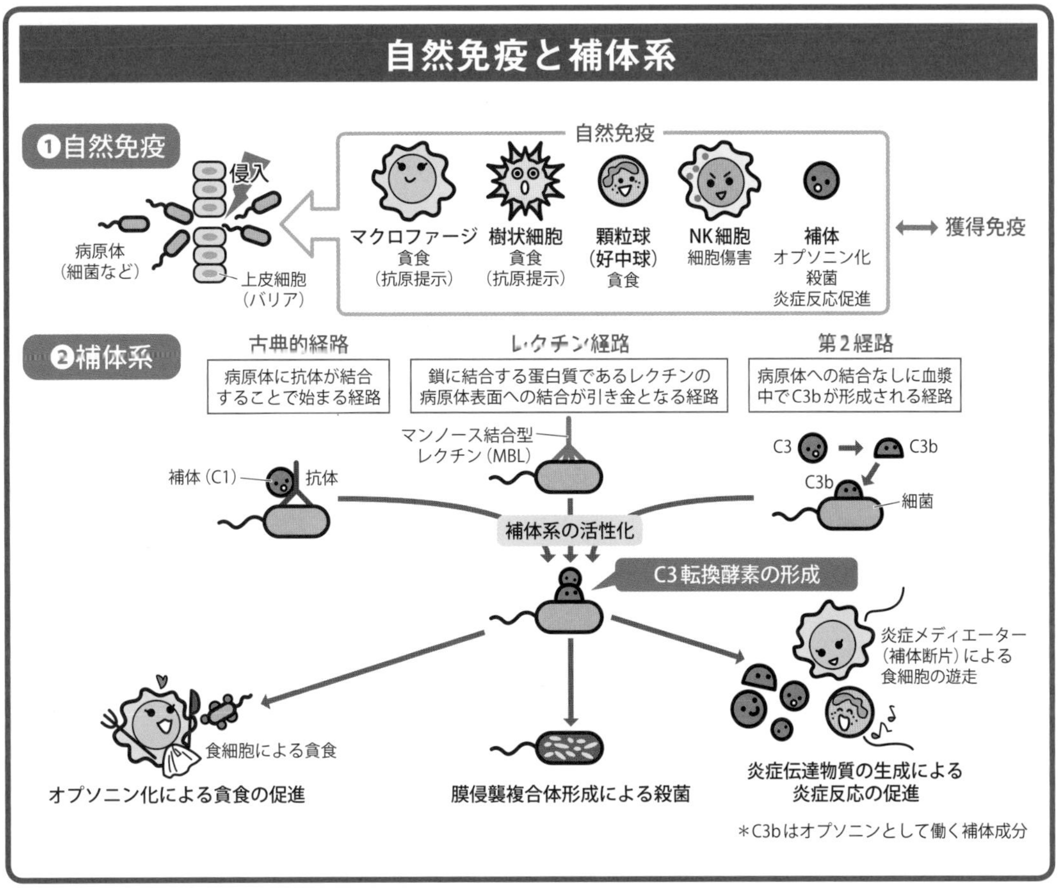

4 自然リンパ球（ILC）とは

自然リンパ球（ILC）は，ヘルパーT細胞と同様の機能を発揮する細胞集団で，その機能とサイトカイン産生パターンなどからヘルパーT細胞サブセットに対応する形で分類されている．

ILCは抗原特異的受容体をもたず，感染や損傷をきたした組織からのシグナルに迅速に対応し，感染防御，炎症反応，創傷治癒などをもたらすことで，獲得免疫の起動までの橋渡しの役割を果たしている．ウイルス感染細胞や癌細胞などに対して細胞傷害性を有するNK（natural killer）細胞も自然リンパ球に分類される．

5 パターン認識受容体（PRR）とは

病原体などの侵入を検知するシステムとして，病原体に固有の分子構造を認識するセンサーとしての機能をもつ**パターン認識受容体（PRR）**がある．PRRは主に抗原提示能をもつ細胞（樹状細胞，マクロファージ，B細胞など）に発現しているが，線維芽細胞や上皮細胞など，非免疫系の細胞にも発現する．代表的なPRRとしてToll様受容体（TLR）が知られている．

細胞がPRRを介して病原体を認識すると，サイトカイン産生などを通じて炎症反応を惹起するとともに，自然免疫系や獲得免疫系の細胞の活性化にも関与する．

（石川哲也）

LECTURE 10－4 獲得免疫

PT・OT
国試出題

POINT

獲得免疫の主役は抗原特異的なB細胞とT細胞であり，それぞれが液性免疫，細胞性免疫の中心的な役割も担っている．

1 獲得免疫の役割

獲得免疫は，無数にある病原体などの抗原に対して特異的に反応し，その排除を行うシステムである．獲得免疫は，自然免疫に比べてより精緻に「非自己」を認識し，それを排除する．

獲得免疫系では，一度侵入した抗原（病原体）は記憶され，再度同じ抗原が侵入した際には，迅速に効果的な免疫応答が誘導される．これが「疫病にかかっても，二度はかからない（二度なし）」という現象の本質である．獲得免疫の主役である抗原特異的B細胞，T細胞の一部はメモリー細胞となってリンパ節などに局在し，同じ病原体などの侵入に備えている．

2 液性免疫とは

B細胞は主に血中やリンパ組織に存在し，リンパ節などの二次リンパ組織に運ばれた病原体をBCRで特異的に捕捉し細胞内に取り込む．B細胞は取り込んだ病原体を分解し，その一部である短いペプチドを主要組織適合抗原（MHC）分子とともに抗原として細胞表面に提示する．そして，その抗原に特異的なTCRをもつヘルパーT細胞（Th，$CD4^{+}$T細胞）を活性化し，相互作用によって自身も活性化される．

活性化したB細胞は形質細胞となって抗体を産生するが，形質細胞への分化には，Thによる活性化・分化シグナル〔副刺激としてのB細胞上のCD40とT細胞上のCD40リガンド（CD40L）との結合〕が必要である．

抗体は，標的とする病原体などに結合することで食細胞による貪食を促進，あるいは補体を活性化して病原体を死滅させる（補体依存性細胞傷害，CDC）．なお，ウイルスや毒素に結合することで感染力や毒性を失わせる働きをする抗体を**中和抗体**とよぶ．

このようにB細胞と抗体によって引き起こされる免疫応答を**液性免疫**と称する．

3 細胞性免疫とは

T細胞は，主に皮下組織，粘膜下組織，リンパ組織などに存在する樹状細胞によって活性化される．樹状細胞は，侵入を検知した病原体を貪食，分解し，ペプチドという形でMHC分子とともにT細胞に提示する．

T細胞の活性化には抗原（MHC＋ペプチド複合体）とTCRとの結合と同時に，抗原提示細胞が発現するCD80/CD86とT細胞上のCD28との結合（副刺激）が必要であり，病原体との接触で活性化した樹状細胞はこの副刺激も供給する．

$CD8^{+}$T細胞は，TCRによる抗原認識後，それを表出していた細胞（ウイルス感染細胞など）に細胞死をもたらすことから，細胞傷害性T細胞（CTL，キラーT細胞）とよばれる．CTLはウイルス感

獲得免疫（液性免疫と細胞性免疫）

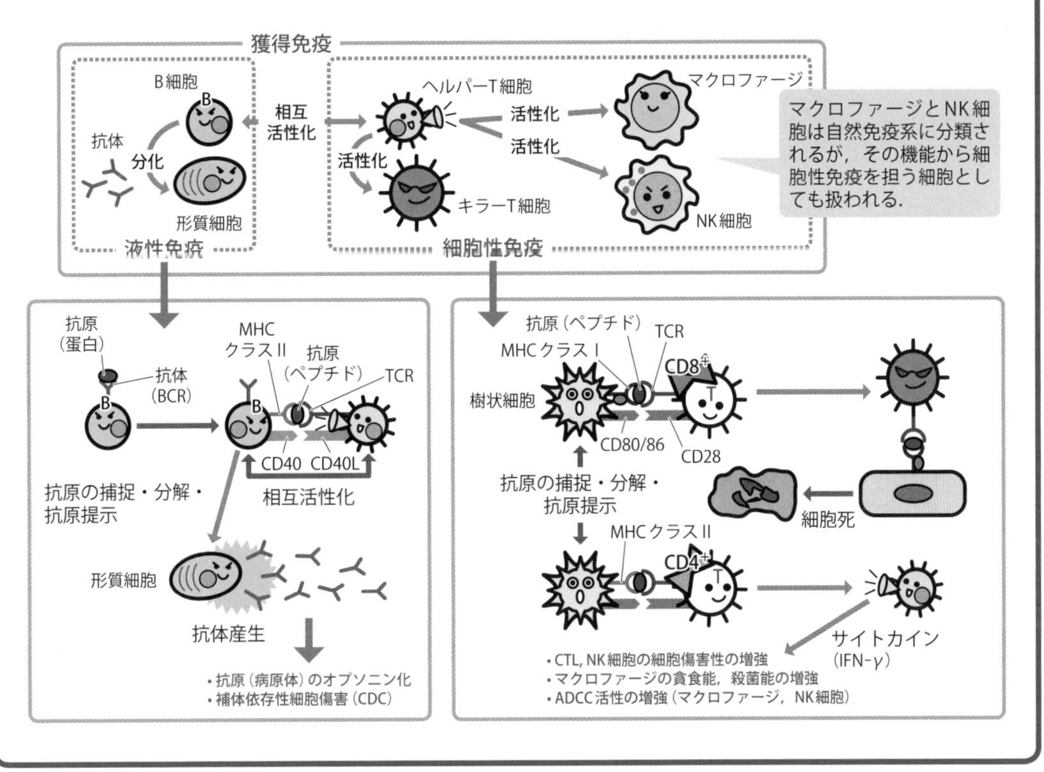

染細胞などの標的細胞表面に表出された抗原をTCRによって認識すると，標的細胞に向けてパーフォリン，グランザイムなどの細胞傷害性顆粒を放出し，アポトーシスという細胞死を引き起こす．

CD4^{+}T細胞（Th，ヘルパーT細胞）は多様なサブセットからなるが，主に細胞性免疫にかかわるのはTh1である．Th1も樹状細胞などからの抗原提示によって活性化され，IL-2，インターフェロン-γ（IFN-γ）などのサイトカイン産生を介してCTL，NK細胞，マクロファージを活性化し，病原体などの排除を促進する．

IFN-γ刺激によって，CTL，NK細胞はその細胞傷害活性が増強され，マクロファージでは貪食能の増強，一酸化窒素（NO）産生による殺菌作用がみられるようになる．

また，細胞表面の抗原に結合した抗体に，マクロファージやNK細胞がFc受容体（FcR）を介して結合すると，細胞傷害性顆粒の放出による抗体依存性細胞傷害（ADCC）が誘導されるが，このADCC活性もIFN-γ刺激によって増強される．

このように，細胞性免疫にはT細胞以外に，マクロファージ，NK細胞もかかわっている．

（石川哲也）

LECTURE 11 - 1

免疫グロブリンの構造と働き

POINT

抗体には，IgG，IgM，IgA，IgE，IgDの5つのアイソタイプがあり，これが抗体の機能，体内分布に多様性をもたらしている．

1 抗体のアイソタイプとは（図）

B細胞から作られる抗体は，血清蛋白のγグロブリン分画を形成し，総じて**免疫グロブリン**とよばれる．抗体には，アイソタイプとよばれるIgG，IgA，IgM，IgD，IgEの5つのクラスがある．

アイソタイプは二次リンパ組織で誘導されるクラススイッチにより形成される．クラススイッチは抗体の重鎖（H鎖）の定常領域のみの変化であり，病原体や異物などの抗原を認識する可変領域（Fab部分）は変化しない．つまり，抗原特異性は変わらないまま機能と局在に変化がもたらされ，同じ特異性をもった抗体が複数の機能をもち，体内での分布も広がることになる．

クラススイッチは，抗原により活性化された末梢B細胞の免疫グロブリン遺伝子で誘導されるが，これに関してもヘルパーT細胞との相互作用，すなわちB細胞に発現するCD40とT細胞に発現するCD40Lとの結合が必要となる．

なお，クラススイッチ前の成熟B細胞は細胞表面にIgMとIgDの両方を発現しているが，活性化したB細胞がクラススイッチせずに形質細胞に分化した場合はIgM抗体を産生する．IgDはクラススイッチとは異なる機序で作られるアイソタイプとされている．

2 IgGの働き

IgGは，**血中で最も豊富な抗体**で，組織を含めた全身に存在し，半減期はアイソタイプの中で最も長い．また，分子量が小さいため**胎盤を通過**できる．

IgGをはじめとした抗体は，2本の軽鎖（L鎖）と2本の重鎖（H鎖）が結合したY字構造が基本構造であり，このY字構造の先端部分（Fab）で病原体などの異物中の抗原部位と結合する．

そして，Fab部分と抗原との結合は，Y字構造の基部にあたりH鎖のみで形成されるFc部分を活性化し，Fc部分がFcR（Fc受容体）を有する免疫細胞に結合することで，その細胞にROS（活性酸素）産生，サイトカイン産生，貪食作用などを誘導する．

また，感染細胞や非宿主細胞を認識して結合したIgGのFc部分に，マクロファージやNK細胞などが発現するFcRが結合すればADCC活性が，補体が結合すればCDC活性が誘導される．

3 IgMの働き

IgMはB細胞で最初に作られる抗体であり，主に血中に存在する．IgMは，IgGの5つのY字構造がFc部分で互いに結合する**5量体の構造**をもっている．単量体のIgMは病原体由来の外来抗原への親和性は低いが，抗原が抗体によって認識されるエピトープを多数有している場合には，IgMが5量体を形成することが効率よい抗原認識につながる．補体の活性化能が強く，IgG抗体と同様の機序（CDC）で病原体などの排除を行う．

免疫グロブリンの構造と働き

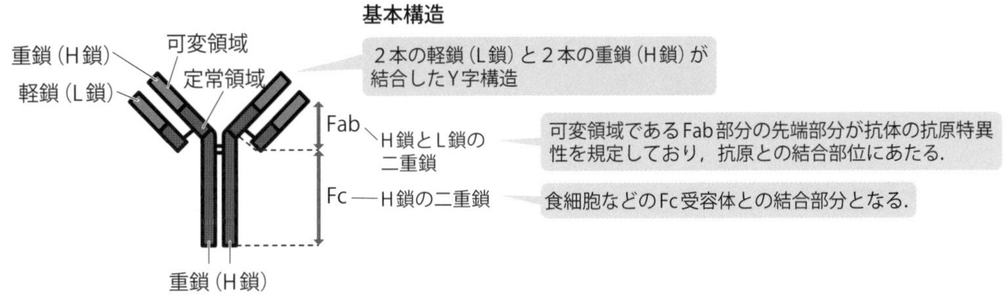

IgG （単量体）	IgM （5量体構造）	IgA （血中では単量体）	IgE （単量体）	IgD （単量体）
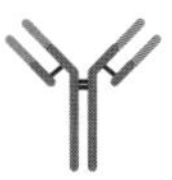	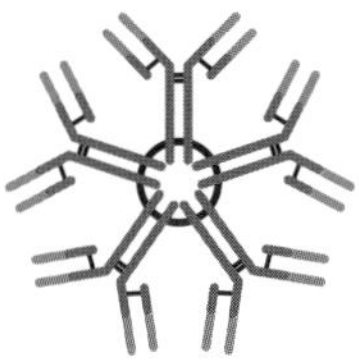	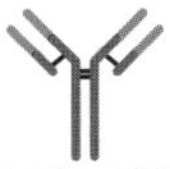 （粘膜中では二量体構造） 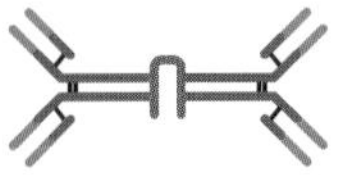	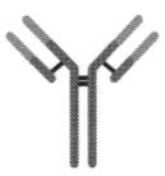	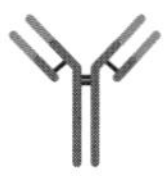
・血中で最も豊富 ・胎盤通過性（＋）	・補体の活性化能が強い. ・IgG抗体と同様の機序で病原体の排除を行う.	・粘膜における感染防御で働く. ・母乳，唾液，涙液に含まれる.	・最も血中濃度が低い. ・アレルギー反応と寄生虫感染に関与する.	・役割はよくわかっていない.

4 IgAの働き

IgAは主に**粘膜表面**に存在し，**母乳**，**唾液**，**涙液**などに含まれる．ウイルス，細菌の中和や，これらの病原体の粘膜表面への接着阻害作用により，粘膜における感染防御に重要な役割を担っている．IgAもADCC活性の誘導能を有している．IgAは血液中ではIgGと同様の構造をとっているが，粘膜中では2つのY字構造がFc部分で結合した2量体として存在する.

5 IgEとIgDの働き

IgEは最も血中濃度の低いアイソタイプであり，**アレルギー反応**，**寄生虫感染**に深く関与している．IgEは肥満細胞（主に組織に常在する顆粒球），好塩基球に発現するIgE高親和性FcRに結合し，これらの顆粒球の活性化および脱顆粒にかかわっている．そして脱顆粒によって放出された顆粒中に含まれるヒスタミンやサイトカインなどがアレルギー炎症を引き起こすことがわかっている.

なお，IgDの役割はよくわかっていない.

（石川哲也）

LECTURE 11 - 2

アレルギー

PT・OT・ST 国試出題

POINT

アレルギーは，症状出現までの経過と関与する免疫応答の種類によってI～Vの病型に分類されている．

1 アレルギーとは

本来，無害であるはずの花粉，食物，薬剤などが抗原となって過剰で有害な免疫応答を起こしてしまうことがあり，それを**アレルギー**とよんでいる．アレルギーはI～Ⅳ型に分類されるが，細胞傷害型とされるⅡ型の一部を細胞刺激型（V型）として区別した分類も用いられる．

2 I型アレルギー（即時型）

I型アレルギーは**IgE抗体**により引き起こされる．粘膜や皮膚の結合組織に常在する肥満細胞のFcRの多くにIgEが結合している．抗原とIgEの結合によりFcRが架橋されると，肥満細胞が活性化し，ヒスタミン，セロトニンなどの生理活性物質を含む顆粒を放出する（脱顆粒）．その結果，組織の血管透過性の亢進による発赤，腫脹が生じる．抗原への曝露からアレルギー症状の発現までの経過は数分～2時間以内と短く，**即時型アレルギー**とよばれる．

疾患としては，蕁麻疹，食物アレルギーの多く，アレルギー性鼻炎，アトピー性皮膚炎（Ⅳ型も関与），気管支喘息（アトピー型）などが挙げられる．重症例では，生命の危機にかかわるアレルギー反応（**アナフィラキシー**）に至ることもある．アナフィラキシーでは，蕁麻疹，口唇の腫れ，息苦しさ，血圧低下，嘔気，意識障害など，複数の臓器にわたる症状が急速に現れる．

アナフィラキシーの最も多い誘因は，ハチやアリなどの毒，薬剤である．薬剤ではIgEが関与しない免疫学的機序で起こる場合，薬剤が肥満細胞を直接活性化する場合などがある．

3 Ⅱ型アレルギー（細胞傷害型）

Ⅱ型アレルギーは**自己抗体**により引き起こされる．自己の細胞上に抗体が結合し，補体の活性化によって細胞が傷害される（補体依存性細胞傷害，CDC）．また，自己細胞に結合した抗体のFc部分にマクロファージやNK細胞が結合することで**抗体依存性細胞傷害（ADCC）**をきたす．

疾患としては，自己免疫性溶血性貧血，特発性血小板減少性紫斑症（ITP），グッドパスチャー症候群，重症筋無力症などがある．

4 Ⅲ型アレルギー（免疫複合体型，アルサス型）

Ⅲ型アレルギーは**免疫複合体**により引き起こされる．可溶性抗原とそれに対する抗体が結合した免疫複合体が血管壁や組織内の基底膜などに沈着し，それによって補体が活性化されて細胞が傷害される．アレルギーの発症までは3～8時間を要する．

疾患としては，血清病，全身性エリテマトーデスなどの膠原病，急性糸球体腎炎などがある．

アレルギー分類

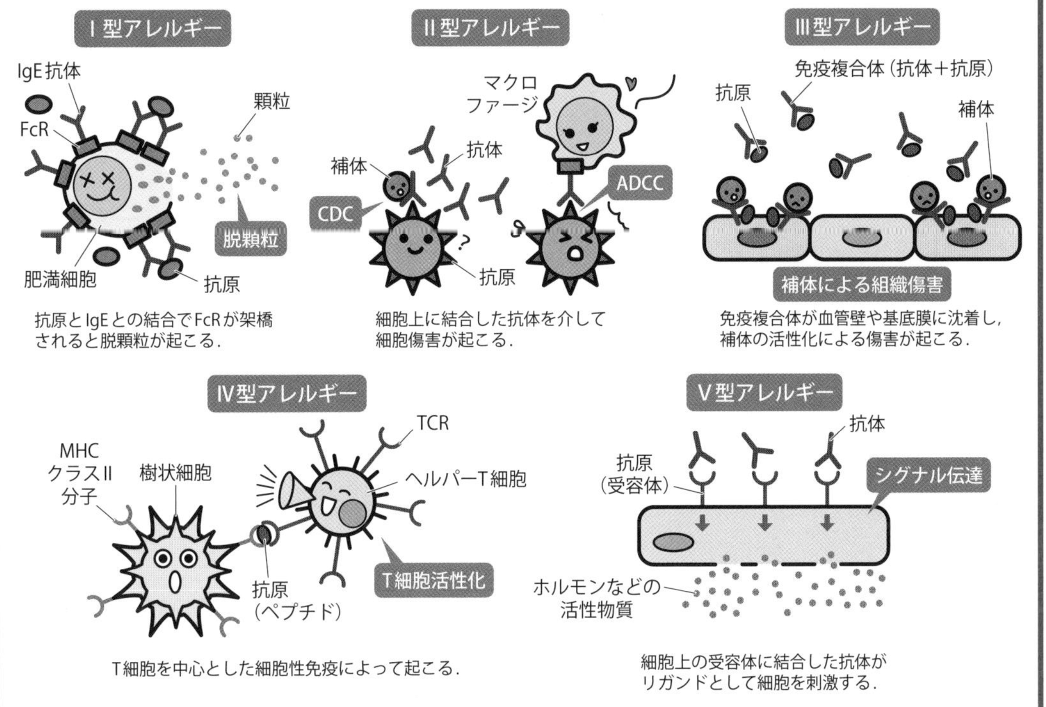

5 Ⅳ型アレルギー（遅延型）

Ⅳ型アレルギーは**細胞性免疫**により引き起こされる．抗原への曝露からアレルギー症状の発現まで24～74時間を要するため，**遅延型アレルギー**とよばれる．

樹状細胞により取り込まれた抗原が抗原特異的T細胞に提示され，活性化されたT細胞が増殖，抗原曝露部位に遊走し炎症を生じる．**ツベルクリン反応**は，Ⅳ型アレルギーと同様の原理で起こる．

アトピー性皮膚炎・気管支喘息（アトピー型）の病態はⅣ型アレルギーを本質とするが，慢性の経過の中でIgEも増加し，Ⅰ型アレルギーの側面が出てくる．他の疾患としては，接触性皮膚炎，多発性硬化症などがある．

6 Ⅴ型アレルギー（細胞刺激型）

Ⅱ型アレルギーと基本的に同じ病態であるが，細胞上の受容体（ホルモン受容体など）を標的とする自己抗体がリガンドとして働き，その細胞を刺激することで症状が起こる場合にⅤ型に分類する．

疾患としては，抗甲状腺刺激ホルモン（TSH）受容体抗体が出現するBasedow病，IgE抗体に対する自己抗体が出現する一部の慢性蕁麻疹などがある．

（石川哲也）

LECTURE 11 - 3

自己免疫疾患

PT・OT・ST 国試出題

POINT

自己免疫疾患は免疫寛容の破綻によって発症する．疾患特有の自己抗体が診断，治療効果の評価に利用されている．

1 自己免疫疾患と免疫寛容

免疫は「自己」と「非自己」を識別し，「非自己」を排除することで，生体内の恒常性の維持に関与している．免疫細胞が「自己」あるいは特定の抗原に対して免疫反応を起こさない状態を免疫寛容とよぶ．**免疫寛容**には中枢性と末梢性があり，中枢性では一次リンパ組織での自己反応性B細胞・T細胞の排除が起こる．中枢性に排除されなかった一部の自己反応性B細胞・T細胞は，末梢（二次リンパ組織など）において排除，あるいは不応答化（アナジー）により制御される．

免疫寛容の破綻が自己免疫疾患の発症につながることが知られており，自己反応性リンパ球の活性化により産生される自己抗体は，自己免疫疾患の診断および治療効果の評価に利用されている．

2 全身性自己免疫疾患（表①）

・**全身性エリテマトーデス（SLE）**：自己抗原と自己抗体との免疫複合体によるⅢ型アレルギーが病態形成にかかわっている．症状は，発熱，皮膚・粘膜症状（蝶形紅斑，円板状ループス疹），関節症状（多発性関節炎），腎症状（ループス腎炎），中枢神経症状（痙攣，意識障害），間質性肺炎など多岐にわたるが，すべてが起こるわけではない．

・**関節リウマチ（RA）**：膠原病の中では最も罹患率が高い．初期では朝の手のこわばり，関節の疼痛と腫脹を認め，進行すると関節の変形，機能障害を認める．左右対称性に小関節から大関節まで侵される．皮膚症状（リウマトイド結節），間質性肺炎，強膜炎などを呈することがある．

・**多発性筋炎/皮膚筋炎**：膠原病ではRA，SLEに次いで患者数が多い．身体の近位部（大腿，上腕など）に，力が入りにくい，疲れやすい，筋肉痛などの症状を認める．

皮膚筋炎では，手指関節背側などの紅斑（ゴットロン徴候），上眼瞼の紅斑（ヘリオトロープ疹）などを認める．間質性肺炎，悪性腫瘍の合併は予後の悪化につながる．

・**全身性強皮症**：皮膚および諸臓器の線維化，微小血管障害を特徴とする．初発症状の半数以上は，寒冷刺激や精神的緊張によって手足の指先に起こるRaynaud《レイノー》現象である（蒼白，紫への色調変化を認める）．

皮膚硬化は指先から徐々に身体の中心に向かう．表情消失，開口障害や，関節痛，関節の可動域制限を伴うことがある．半数以上で逆流性食道炎，肺線維症をみる．

3 臓器特異的自己免疫疾患（表②）

・**多発性硬化症/視神経脊髄炎**：中枢神経系の慢性炎症性脱髄疾患であり，病変は時間的・空間的に多発し，寛解と再発を繰り返す．主たる症状は，視力障害，複視，四肢の麻痺，深部腱反射の亢進，感覚障害，膀胱直腸障害，歩行障害，有痛性強直性痙攣などであり，病変の部位によって症状

❶全身性自己免疫疾患と自己抗体

疾患名	症　状	自己抗体（関連因子）	男女比	発症・好発年齢
全身性エリテマトーデス（SLE）	蝶形紅斑，円板状ループス疹，多発性関節炎，ループス腎炎，痙攣，意識障害，間質性肺炎など	抗ds-DNA抗体，抗ss-DNA抗体，抗Sm抗体，抗核抗体など	1：10	好発年齢は20～40歳
関節リウマチ（RA）	朝の手のこわばり，関節の疼痛・腫脹・変形，リウマトイド結節，間質性肺炎，強膜炎など	抗CCP抗体，リウマトイド因子	1：5	発症年齢は40歳がピーク
多発性筋炎/皮膚筋炎	身体の近位部で力が入りにくい，筋肉痛，皮膚筋炎ではゴットロン徴候，ヘリオトロープ疹など	抗Jo-1抗体，抗ARS抗体，抗核抗体など	1：3	中年での発症が多い
全身性強皮症	皮膚および諸臓器の線維化，微小血管障害	抗Scl-70抗体，抗セントロメア抗体，抗核抗体など	1：12	30～50歳の発症が多い
Sjögren症候群	外分泌腺障害による乾燥症状（ドライアイ，ドライマウスなど）	抗SS-A抗体，抗SS-B抗体，抗核抗体	1：14	発症年齢は50歳代がピーク
Behçet病	全身性血管炎，口腔内・陰部潰瘍，皮膚病変（結節性紅斑，針反応），眼病変など	（関連因子：HLA-B51，HLA-A26）	性差なし	発病年齢は30歳前半がピーク
強直性脊椎炎	脊椎・骨盤（仙腸関節），四肢の大関節の慢性進行性炎症など	（関連因子：HLA-B27）	8：1	40歳までの発症が9割

❷臓器特異的自己免疫疾患と自己抗体

疾患名	症　状	自己抗体（関連因子）	男女比	発症・好発年齢
特発性血小板減少性紫斑病（ITP）	口腔内出血，鼻出血，下血，血尿，頭蓋内出血など	血小板結合性免疫グロブリンG（PAIgG），抗血小板自己抗体		急性型は小児，慢性型は20～40歳と60～80歳で好発
多発性硬化症/視神経脊髄炎	視力障害，複視，四肢の麻痺，深部腱反射の亢進，感覚障害，膀胱直腸障害，歩行障害，有痛性強直性痙攣，Uhthoff徴候など	抗アクアポリン4抗体，抗MOG抗体	1：2～3程度	発症年齢は平均30歳前後
重症筋無力症	眼瞼下垂，複視，摂食嚥下障害，呼吸障害など	抗アセチルコリン受容体抗体	1：1.2	発症年齢中央値は50歳代後半
グッドパスチャー症候群	急速進行性糸球体腎炎，肺出血など	抗糸球体基底膜抗体（抗GBM抗体）	6：1	好発年齢は18~30歳と50~65歳の二峰性
橋本病	甲状腺腫，甲状腺機能低下症	抗Tg抗体，抗TPO抗体	1：20～30	30～40歳代で発症が多い
Basedow病	甲状腺腫大，眼症状（眼球突出など），甲状腺機能亢進症	抗TSH受容体抗体，甲状腺刺激抗体，抗Tg抗体，抗TPO抗体	1：3～5	20～30歳代で発症が多い

抗ARS抗体：抗アミノアシルtRNA合成酵素抗体，抗Scl-70抗体：抗トポイソメラーゼI抗体，抗MOG抗体：抗ミエリンオリゴデンドロサイト糖蛋白質抗体，抗Tg抗体：抗サイログロブリン抗体，抗TPO抗体：抗甲状腺ペルオキシダーゼ抗体

は異なってくる．神経症状は，体温上昇に伴って悪化，体温低下により回復し，Uhthoff《ウートフ》徴候とよばれる．視神経脊髄炎では，吃逆，嘔吐などが出現することもある．

・**重症筋無力症**：末梢神経と筋肉の接合部の受容体が自己抗体との結合により破壊され，脳からの筋肉を動かす信号が伝わりにくくなる（Ⅱ型アレルギー）．運動の反復で骨格筋の筋力が低下する（易疲労性）が，休息により回復する．夕方に症状が強くなる日内変動を認める．眼瞼下垂，複視，摂食嚥下障害の他，呼吸障害をきたすこともある．

・**特発性血小板減少性紫斑病（ITP）**：血小板膜蛋白に対する自己抗体の結合により血小板の破壊が亢進し，血小板減少をきたす（Ⅱ型アレルギー）．血小板数の1万～2万/μL以下への低下により，口腔内出血，鼻出血，下血，血尿，頭蓋内出血など，重篤な出血症状が出現する．

（石川哲也）

LECTURE 11-4 免疫不全

PT・OT 国試出題

POINT

免疫不全は原発性と続発性とがあるが，続発性のほうがはるかに高頻度でみられる．ただし，易感染性などの病態には共通点が多い．

1 免疫不全とは

免疫は，非自己である病原体や異物などを排除することで，生体防御機能を果たしている．この生体防御機構が破綻した状態が**免疫不全**であり，種々の病原体による反復感染や感染の遷延をきたし，自己免疫疾患，悪性腫瘍の発症の危険性も増大する．

先天的な原因による原発性免疫不全症と，ヒト免疫不全ウイルス（HIV）感染，免疫抑制療法などに起因する続発性免疫不全症があるが，続発性のほうがはるかに高頻度でみられる．

2 原発性免疫不全症

原発性免疫不全症は，免疫系にかかわる単一の遺伝子の異常のために，免疫細胞・分子の量的・質的な異常をきたす疾患群である．

・**重症複合免疫不全症（SCID）**：T細胞の分化にかかわる遺伝子異常などにより，T細胞数の減少や機能異常，抗体産生の低下を示すものを複合免疫不全症とよび，その中でも重篤なものを重症複合免疫不全症（SCID）とよぶ．

易感染性（重症あるいは反復性細菌感染症，日和見感染症）の他，体重増加不良，T細胞数の減少などがみられ，日和見感染症としては，ニューモシスチス肺炎，サイトメガロウイルスの全身感染症，その他のウイルス性肺炎，クラミジア肺炎，難治性腸炎，BCG感染症，真菌感染症がみられる．

・**B細胞欠損症**：B細胞の分化が障害され，末梢血中のB細胞数が2％以下となり，無γグロブリン血症をきたす．反復性・重症細菌感染症，エンテロウイルス感染の重症化・慢性化がみられ，消化管の早期発癌もみられることがある．

・**食細胞異常症**：好中球の異常の場合は細菌に，単球・マクロファージの異常の場合は細胞内寄生細菌と真菌に対する易感染性を示す．両者の異常を伴う慢性肉芽腫症では，両方の病原体に対して易感染性となる．

・**補体欠損症**：欠損する補体成分により，グラム陰性桿菌に対しての易感染性，肺炎球菌，溶連菌などに対しての易感染性を示すものがある．SLE，糸球体腎炎，皮膚筋炎，強皮症などがみられることがある．

3 続発性免疫不全症

続発性免疫不全症は，全身性疾患（糖尿病，低栄養，血液系腫瘍，HIV感染症など），免疫抑制療法，長期にわたる重篤な疾病，加齢に伴う免疫力低下などが原因となる．原因の除去により回復することが多い．

免疫不全症の分類

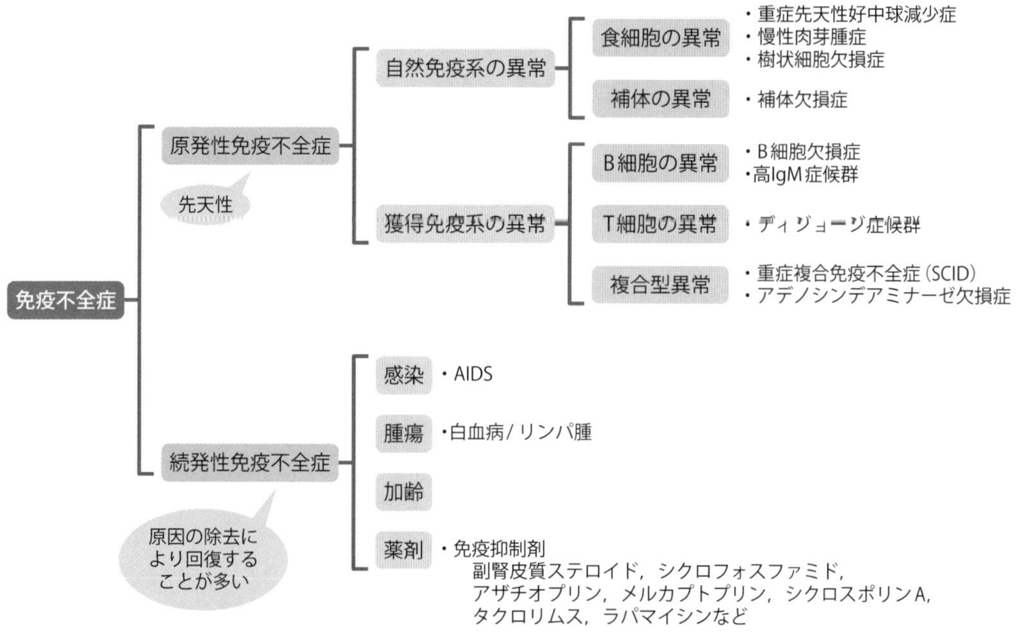

※免疫不全症には，原因遺伝子により300近い病型があるため，本文および表ではその一部のみの記載とした．

・**後天性免疫不全症候群(AIDS)**：HIV感染により$CD4^+$T細胞減少をきたし，免疫不全症状を呈する．感染初期は，リンパ組織腫脹(リンパ節，肝脾腫)，肝障害，発熱，倦怠感などがみられるが，数日〜10週間で自然軽快する．

その後，数年〜十数年間の無症候期に入るが，$CD4^+$T細胞は徐々に減少し，帯状疱疹などの日和見感染症，自己免疫疾患を呈することがある．$CD4^+$T細胞が500個/μL以下になれば重症の日和見感染症(結核)，カポジ肉腫，200個/μL以下になればリンパ腫，ニューモシスチス肺炎，トキソプラズマ脳症を発症する場合があり，重症複合免疫不全症と同様の状態に陥っていく．

4 無菌室(クリーンルーム)でのリハビリテーション

大量の抗がん剤，免疫抑制剤，全身放射線治療などの治療を受ける血液系悪性腫瘍(白血病，悪性リンパ腫など)，造血幹細胞移植前後などの患者は，免疫不全の状態となるため無菌室で管理される．長期の無菌室管理で起こる廃用症候群の予防のためにリハの重要性が認識されているが，実施にあたっては標準予防策の徹底，適切な個人防護具(PPE)の着用などの感染対策とともに，患者の状態に関する医師，看護師との情報共有が必要である．

(石川哲也)

LECTURE 12 - 1

老化のメカニズム

PT・OT 国試出題

POINT

「老化」は加齢に伴う機能の低下あるいは形態の変化と考えられているが，その内容はさまざまであり，細胞，組織，臓器，個体と対象となる構成単位によって異なる．「老化」のメカニズムはまだ十分に解明されていないが，テロメアや活性酸素（酸化ストレス）がその要因として注目されている．

1 老化とは

生物の構造・機能は時間の経過（加齢）とともに変化をするが，その時期によって「成長」，「成熟」，「老化」のようにその概念が異なってくる．**老化（senescence）**とは，成熟期以降に起こる生理機能の衰退を意味し，遺伝的要因に基づく内的なストレスや外界からの刺激・ストレスに対する身体の変化の蓄積によると考えられる．一般に「老化」と捉えられているものは，個体の老化であり，個体の生命機能または恒常性維持能力が加齢とともにしだいに失われていく過程を意味する．具体的には，運動能力，俊敏性，記銘力，持続力，活動性などといった個体の機能・能力の低下や，皺や頭髪の変化，色素沈着，脊柱の変形（後弯・側弯），肥満やるい痩《そう》といった外見上の変化として認識される．さらに，老化には，骨粗鬆症や前立腺肥大といった高齢者にみられるさまざまな慢性疾患も含まれる．老化に関連する具体的な症候や疾患については**表**に示す．これらの変化の多くは臓器・組織レベルでの機能の低下に起因しているものであり，それらは，さらに分析をすることによって，細胞レベルでの変化に集約される．細胞レベルの老化の要因として，近年，「テロメア」[1)]と「活性酸素」[2)]の２つが注目されている．

老化は，心身に決して有益とならない現象であるが，誰もが同じような変化をきたし，不可逆的で時間とともに進行する．多くの場合生理的な現象と捉えられてきたが，これらを，加齢を要因とする病的変化として捉え，病理学的にアプローチするという見方も提唱されている．なお，生理的老化が著しく加速されて発現する「病的老化」といわれる一連の疾患群も知られているが，老化を病的変化として捉えることとは異なる．

2 テロメアと活性酸素

テロメア（telomeres）は，染色体の末端にあるTTAGGGの６塩基が繰り返される構造をとっている．細胞分裂が生じるたびに短くなることが知られており，この構造が失われると細胞分裂が起こらなくなる．これは回数を重ねると細胞分裂が停止すること（**ヘイフリックの限界**）の理由となっている．このように，身体を構成する細胞の再生は有限であるという事実は老化を考えるうえできわめて重要である．ただし，身体を構成する細胞が一様に分裂・再生するわけではなく，老化を考えるにはテロメアの短縮だけでは説明がつかない．

そこで，もう１つの老化の要因として考えられているものが**活性酸素［radical（active）oxygen］**である．活性酸素は体内で作り出される物質で，免疫や感染防御などで抗菌作用を示す．また，細胞間のシグナル伝達，排卵・受精などにかかわる生理活性物質としての役割も示され

老化に含まれる身体の変化

部位・臓器	具体的な変化や疾病
脳	脳回の萎縮・脳溝の拡大，脳室の拡大
肺	肺胞の拡大，肺の弾性の低下，炭粉の沈着
心　臓 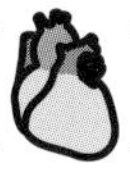	心筋細胞の萎縮，リポフスチンの沈着（褐色萎縮）
肝　臓	萎縮
腎　臓 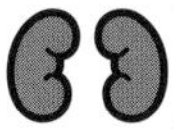	皮質の萎縮，しわ，色素沈着
前立腺	肥大
外分泌腺	腺房の萎縮，分泌量の減少
内分泌腺	腺の萎縮，分泌量の減少
消化管	固有胃腺の萎縮・減少，腸上皮化生
眼 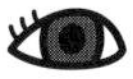	老眼，白内障
耳	高周波数域の難聴
骨格筋	萎縮，II型筋（白筋）の減少
骨 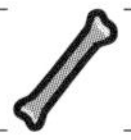	骨粗鬆症，変形性関節症，側弯・後弯
皮　膚	皺，色素沈着，弾力の低下，毛髪の変化

ている．しかし，過剰に生産されると細胞を傷害することが知られており，過度な運動やストレス，喫煙などで活性酸素が増加すると細胞傷害活性が高まり，傷害が蓄積し，これが老化へとつながると考えられている．

さらに，近年，老化のメカニズムとして，ニコチンアミドアデニンジヌクレオチド（NAD）[3]やサーチュイン遺伝子[4]およびそれらの関連が注目され活発に研究も行われている．サーチュイン遺伝子は長寿遺伝子，抗老化遺伝子ともよばれ，その活性化によって生物の寿命が延びるとされている．この遺伝子産物サーチュインはヒストン脱アセチル化酵素の一種でヒストンとDNAの結合に作用し，寿命を延ばすと推察されている．この遺伝子は飢餓やカロリー制限，ある種の物質によって活性化される．

（前田邦彦）

LECTURE 12 - 2

フレイル

PT・OT 国試出題

POINT

フレイルは心身の機能が衰えてしまった状態ではなく，その一歩手前の健康障害を起こしやすくなった状態を意味しており，適切な対応により生活機能の改善が見込まれる．

1 フレイルの概念とそれに関連する用語

フレイル（frailty）とは「加齢とともに心身の活力（運動機能や認知機能など）が低下し，複数の慢性疾患の併存などの影響もあり，生活機能が障害され，心身の脆弱性が出現した状態であるが，一方で適切な介入・支援により，生活機能の維持向上が可能な状態像」[1]と定義されており，いわゆる「虚弱」の状態を指す用語である．しかし，完全に介護や医療に依存する状態ではなく，適切な生活改善や訓練・治療を行うことで，生活機能が改善し得る状態を想定しており，健康な状態と介護・医療が必要な状態との中間の状態を示す概念である．すなわち，**健康な状態と日常生活におけるサポート・援助が必要な介護状態の中間**を意味する．この考え方は，高齢者社会における医療や介護の負担をできるだけ軽減する意味からも重要なものであり，近年フレイルは身体の機能別に細分化され，オーラルフレイルやアイフレイルという概念も提唱されている．オーラルフレイルは，日本歯科医師会が中心になって提唱されている概念で，従来の「8020運動」をさらに発展させ，口腔衛生にとどまらず，口腔機能や摂食嚥下，さらに発話にまで踏み込んだ口腔機能の維持の啓発につながっている[2]．一方，アイフレイルは日本眼科啓発会議が提唱している概念で，加齢に伴う眼の衰えに加え，さまざまな外的ストレスが加わることによって眼の機能が低下した状態，またそのリスクが高い状態と定義し，早期発見・早期対応により，眼（視機能）の健康寿命の延長を図ろうとするものである[3]．

フレイルと類似する用語として，「サルコペニア」と「ロコモ」がある．**サルコペニア**は「筋肉量が減少し，筋力や身体機能が低下している状態」を示す概念で，筋力の減衰による運動機能の低下を基盤とする障害を意味し，特に高齢者の身体機能障害や転倒のリスク因子になり得るとされている．一方，**ロコモ**は**ロコモティブ・シンドローム（locomotive syndrome）**の略で，運動器（骨・関節・筋肉・神経など運動機能に必要な身体のさまざまな構造）の障害のために運動機能の低下をきたし，要介護や寝たきりになる危険が高い状態を指す．これらは，相互に関連し合い，同一の個人にいずれもが該当することが多いため混同して用いられがちである．しかし，各々の対象や理論には相違があり，対応の仕方も異なるので十分に理解したうえで厳密な区別が望まれる．

2 フレイルの原因と機序

フレイルを引き起こす原因にはさまざまなものがあり，さらにそれらが複合的に作用する．まだ十分には解明されていないが，①身体的要因，②心理・認知的要因，③社会的要因の３つに分けて捉えると理解しやすい．

①**身体的要因**：サルコペニアやロコモ，あるいは低栄養などが考えられており（LECTURE 12-3

改訂日本版フレイル基準（J-CHS基準）

項目	評価基準
体重減少	6か月で，2kg以上の（意図しない）体重減少
筋力低下	握力：男性＜28kg，女性＜18kg
疲労感	（ここ2週間）わけもなく疲れたような感じがする
歩行速度	通常歩行速度＜1.0m/秒
身体活動	①軽い運動・体操をしていますか？ ②定期的な運動・スポーツをしていますか？ 上記の2つのいずれも「週に1回もしていない」と回答

※判定：5つの評価基準のうち，3項目以上に該当するものをフレイル（frailty），1項目または2項目に該当するものをプレフレイル（prefrailty），いずれも該当しないものを健常（robust）とする．

参照），さらに免疫機能の低下や慢性疾患の存在がこれに複雑にかかわり合っている．

②**心理・認知的要因**：加齢に伴う認知機能の低下や抑うつなどが含まれ，日常生活のさまざまな場面で適切な行動・判断ができにくくなることがフレイルにつながると考えられている．

③**社会的要因**：独居・社会的な孤立や情報・施策から疎遠になること，あるいは経済的な困窮などでフレイルが生じやすくなることが知られている．

フレイルの特徴として，以上の3つの要因が単独ではなく複雑に錯綜していることがあり，これらが重なることでさらに状態が悪化していくと考えられている．

3 フレイルの判定基準

フレイルの判定基準としてはさまざまなものが提唱されているが，世界的にもFriedらが提唱したものを基準としており[4)]，それをわが国の実情に合わせて用いている．2020年に発表された改訂日本版フレイル基準[5)]を**表**に示す．

4 フレイルの予防・改善

フレイルへの直接的な対応・改善法は確立されていないが，フレイル状態であると判断された場合は，さらなる心身機能の低下を防ぐために**訓練**や**生活改善**を行う．そうすることで進行の停止や状況の改善が期待される．具体的には，適切で適度な運動習慣の導入，適正な筋肉量や骨量を保持できるような栄養バランスのとれた摂食，咀嚼や嚥下，発話などにかかわる機能の維持，趣味やボランティアなどの積極的な社会参加を上手く取り入れた生活を送ることが重要だとされている．

（前田邦彦）

LECTURE 12-3 低栄養

POINT

低栄養は高齢者の健康障害やQOLの低下の原因としてきわめて重要である.

1 低栄養とは

低栄養(malnutrition, undernutrition)は,従来,栄養失調や栄養不良ともよばれた栄養障害の一種で,身体の維持に必要な主要栄養素が欠乏している状態を指す.ビタミンの欠乏症や亜鉛の欠乏症といった個別の栄養素が低下あるいは欠如する「栄養不足」とは異なる概念である.これまで,低栄養は開発途上国に多くみられ,国際的には医学的・社会的に重要な問題と認識されてきたものの,先進国ではあまり重要視されてこなかった.しかし近年,高齢者の健康障害やQOLの低下に,低栄養が大きくかかわっていることが知られ注目を集めている.

活動に必要なエネルギー源となる栄養が不足すると,まず肝臓や骨格筋に蓄えられていた糖質が使われるが,その量はそれほど多くない.しだいに,脂質や蛋白質が分解・消費され,その結果筋肉が減少し,筋力の低下をきたす.筋力が低下すると,日常活動に影響を及ぼすだけでなく,噛む力・飲み込む力・咳き込む力などが弱くなるため摂食が減じ,誤嚥性肺炎などのリスクも高まる.このような状態は「フレイル」とよばれ,高齢者の健康状態や日常生活に大きくかかわる(LECTURE 12-2参照).

すなわち,低栄養は高齢者の日々の活動や健康寿命に大きな影響を及ぼすため,早期発見・早期対応が重要となる.

2 低栄養の原因

低栄養を引き起こす要因としてさまざまなものが知られるが,①身体的要因,②病的要因,③社会的要因,④医原的要因の4種類に区別できる[1].

①**身体的要因**:栄養を消化・吸収・利用するためのメカニズムの生理的な機能低下が含まれ,特に高齢者では唾液分泌の減少,味覚や嗅覚の低下,消化管蠕動運動の低下などが挙げられる.

②**病的要因**:疾病による摂食嚥下障害,消化吸収の障害などの他,うつなどの精神・心理的障害も含まれる.

③**社会的要因**:独居や社会からの隔絶,家庭内暴力,経済的な困窮などが挙げられる.

④**医原的要因**:薬剤の副作用,疾患の治療における食事制限,手術などによる消化・吸収の障害などが含まれる.

3 低栄養の早期発見・早期診断

低栄養の早期発見・早期診断のため,2018年に米国,欧州,アジア(日本を含む)の関係学会の代表者が討議し,国際的な低栄養の診断基準が作成された.これが**GLIM(The Grobal Leadership Initiative on Malnutrition)criteria**[2]で,**図**に示すアルゴリズムに沿って,低栄養かどうかの評価がなされ,これに基づいてさまざまな対応あるいは臨床への導入がなされている.

低栄養診断のアルゴリズム

リスクスクリーニング

妥当性が検証済みの低栄養リスクスクリーニング・ツールを用いたスクリーニングを行う．代表的なツールとして，高齢者向けのMNA-SF（Mini Nutritional Assessment Short-Form），在宅・病院など幅広いセッティングで使用可能なMUST（Malnutrition Universal Screening Tool），主に急性期病院向けのNRS2002（Nutritional Risk Screening）などがある．

↓

アセスメント

現症：意図しない体重減少（5%以上），BMIの低下，筋肉量減少
病因：食事量減少または吸収能低下，疾患による負荷/炎症の程度

↓

診断

現症と**病因**それぞれ1つ以上に該当

↓

重症度判定

現症の３つの項目に基づき重症度（中等度低栄養，重度の低栄養）を判定

〔東口高志（監修）：高齢者の栄養管理を考える Vol.5 低栄養の新たな診断基準．アボットジャパン株式会社より引用，改変〕

4 低栄養の予防および対応

前述したような診断指標を用いて，早期に低栄養を発見・診断し，適切な対応をとることは高齢者のフレイルやサルコペニアといった退行性の変化を予防・改善するためにきわめて重要である．

栄養の補給は，経腸栄養と静脈栄養に大別され，前者はさらに経口栄養と経管栄養に，後者は末梢静脈栄養と中心静脈栄養に分けられる．近年，きざみ食や半固形食，流動食といったさまざまな形態の食事法の工夫，種々の栄養補助食品・サプリメントの普及などにより，経口栄養でも対応が可能となる範囲が拡がってはいるが，嚥下機能や摂食機能に障害があり，消化管の機能が正常であるような場合には，経管栄養法が適応となる．経管栄養においては，成分栄養剤・消化態栄養剤・半消化態栄養剤といった栄養剤の開発・発達とともに，経鼻カテーテルの改良や内視鏡を用いた胃瘻の造設など投与法の技術的進展もめざましい．

静脈栄養法においても，安全なルートの確保，投与製剤のキット化，感染対策の改善などが図られており，栄養の補給において著しい発展がみられるので，これらを適正に用いた効果的な低栄養の予防あるいは治療が期待される．

（前田邦彦）

LECTURE 12-4 個体の死

POINT

個体の死は個体を構成する細胞の細胞死が積み重なって生じるのではなく，個体レベルでの生命活動の停止を意味するが，これはさまざまな現象が連続的に生じて起こるため，どの時点で「死」とするかについては議論がある．

1 細胞死と個体の死

生物学における「死」とは，「生命活動といわれる恒常的な営みが不可逆的に停止した状態」と定義され，器官，組織，細胞などのさまざまなレベルにおいても「死」という言葉が用いられるが，これらは基本的には細胞レベルでの「死」の総和である．細胞レベルでの「死」は，**ネクローシス（壊死）**や**アポトーシス（プログラム細胞死）**といった異なったメカニズムによって生じる現象が知られており，細胞の刺激に対する病理学的な応答としては最も大きな変化の1つである．細胞レベルの「死」は退行的な現象ばかりではなく，生理学的あるいは恒常性を営むのに必要な場合もある（LECTURE 3-3参照）．

一方で，個体の「死」は，概念的には上記と同様に「生命活動の不可逆的な停止」と定義されるが，実際には，個体を構成する細胞や器官がそれぞれに障害を受けて活動の停止をきたす総体としての現象ではなく，あくまで個体としての障害の結果である．つまり個体の死を迎えても個々の器官の細胞は生きていることは珍しいことでなく，これが臓器移植に利用される．障害から死に至る過程は連続的な現象であるため，どの時点をもって「個体の死」とするかは大きな問題であり，これまでの科学的根拠や臨床的知見により所見から個体死の基準を定め，それに基づいて判定している．

2 個体の死の判定

わが国において，個体の死は，①心拍動の停止，②自発呼吸の停止，③対光反射の消失・瞳孔散大の3徴候に基づき判定されている．

①**心臓の拍動の停止**：脈拍の停止，聴診による心音の聴取不可，そして，心電図や心臓モニターでの波形の消失（平坦化）といった所見で判断される．

②**自発呼吸の停止**：目視による呼吸運動の消失，聴診による呼吸音の聴取不可などで判断される．

③**対光反射の消失・瞳孔散大**：両側眼球を観察し，瞳孔の散大を視認するとともに，ペンライトなどで光を当てても対光反射が起こらないことを確認して判断する．

このような3徴候に基づく個体死については，後述する「脳死」に対して，「心臓死」とよぶことがある．なお，わが国では法律によって，個体死の判定は医師のみに許可されており，死と判定された場合には，死亡診断書の発行あるいは死体検案書の作成が行われる．

3 脳死と臓器移植

従来，主要な先進国では前述の「心臓死」を個体死の判定基準としてきたが，生命補助技術や装置・器具の発達によって，その基準に矛盾する事態が起こるようになった．そのような中で，脳の

法的脳死判定の検査方法

法的脳死判定の項目	具体的検査方法	脳内の検査部位と結果
1. 深い昏睡	顔面への疼痛刺激 （ピンで刺激を与えるか，眉毛の下あたりを強く押す）	脳幹（三叉神経）：痛みに対して反応しない 大脳：痛みを感じない
2. 瞳孔の散大と固定	瞳孔に光をあてて観察	脳幹：瞳孔が直径4mm以上で，外からの刺激に変化がない
3. 脳幹反射の消失	のどの刺激 （気管内チューブにカテーテルを入れる）	咳きこまない＝咳反射がない
	角膜を綿で刺激	まばたきしない＝角膜反射がない
	耳の中に冷たい水を入れる	眼が動かない＝前庭反射がない
	瞳孔に光をあてる	瞳孔が小さくならない＝対光反射がない
	のどの奥を刺激する	吐き出すような反応がない＝咽頭反射がない
	顔を左右に振る	眼球が動かない＝眼球頭反射がない（人形の目現象）
	顔面に痛みを与える	瞳孔が大きくならない＝毛様脊髄反射がない
4. 平坦な脳波	脳波の検出	大脳：機能を電気的に最も精度高く測定して脳波が検出されない
5. 自発呼吸の停止	無呼吸テスト （人工呼吸器を外して，一定時間経過観察）	脳幹（呼吸中枢）：自力で呼吸ができない
6. 6時間※以上経過した後の同じ一連の検査（2回目）	上記5種類の検査	状態が変化せず，不可逆的（二度と元に戻らない状態）であることの確認

※生後12週〜6歳未満の小児は24時間以上

以上の6項目を，必要な知識と経験をもつ移植に無関係な2人以上の医師が行う

（公益社団法人日本臓器移植ネットワークのHPより引用）

活動の不可逆的停止は人間としての尊厳に最も影響すると考えられるようになり，特に欧米では「脳死」を個体死とする傾向が強まった．さらに，臓器移植医療の拡大に伴い，主要臓器（心臓や肺）の移植も積極的に行われるようになったが，これらは脳死下に摘出する必要がある．

わが国では，個体死の概念の変更には抵抗があり，また，移植医療がそれほど広まっていない状態ではあったが，1997年の「臓器の移植に関する法律」の施行に伴い，移植を目的とした場合に限って「脳死」を個体死とすることが法律で認められた[1)]．脳死は，脳幹を含む脳全体の機能が停止した状態とされており，厳密な判定手続きを規定することによって，「植物状態」などの脳死ではない脳の障害と明瞭に区別される（**表**）．このように，個体の死は，単に，生物学的な意味だけではなく，社会的，倫理的，あるいは宗教的な意味合いも包括されている．

（前田邦彦）

LECTURE 13 - 1

感染症と感染経路

PT・OT・ST 国試出題

POINT

感染源・感染経路・感受性宿主のいずれかを遮断することが感染症対策の基本であり，特に感染経路を踏まえた対策が重要である.

1 感染症の定義と病原体

身の回りの微生物（細菌，ウイルスなど）の大部分は有害性がなく，ヒトを含めた動物と共存関係にある．しかし，一部に病気を引き起こすもの（**病原微生物**）もある．感染症とは，「病原微生物などの病原体が体内に侵入して増殖し，発熱や咳，下痢などの症状を引き起こす疾患」と定義される．なお，病原体には微生物に分類されないものも含まれる．たとえば牛海綿状脳症（BSE）や人のCreutzfeldt-Jakob病（CJD）の病原体は，異常プリオンという蛋白質様物質である．

2 感染成立の３要素（図）

感染症は，**感染源**（病原体を含むもの），**感染経路**，および**感受性宿主**（感受性があり感染・発病しやすい人）の3要素が揃うことで発症する．よって感染症対策の基本はこれら**３要素のいずれかを遮断すること**であり，特に「感染経路の遮断」は感染拡大防止のための重要な対策となる．

3 飛沫感染

感染者が咳などをした際の飛沫（しぶき）に含まれる病原体が，口・鼻などの粘膜に付着して体内に侵入し感染が成立するものである．インフルエンザ，風疹，百日咳，流行性耳下腺炎などの主な感染経路とされる．咳で飛沫が飛ぶ距離は**通常１～２m以内**であり，予防には身体的距離の確保と不織布製マスクなどの着用が効果的である．いわゆる**咳エチケット**として，咳の出る患者自身がマスクを着け，飛沫の拡散を防ぐことも効果的である．

4 空気感染

病原体を含む**エアロゾル**を空気とともに吸入して感染が成立するものである．エアロゾルとは，長く空中を浮遊する微小な液体または固体の粒子とそれを含む空気の総体を意味し，感染者に近ければ感染しやすいのはもちろん，**換気の悪い環境では感染者から離れた場所でも感染**する．空気感染を主な感染経路とするものに，**結核**，**麻しん**，**水痘**がある．**新型コロナウイルス感染症（COVID-19）**では，エアロゾルの吸入による集団感染が注目された．予防には適切な換気と空気感染防護用マスク（N95マスクなど）の着用が効果的である．

5 接触感染

病原体を含む患者の体液などが皮膚や粘膜に付着して感染が成立する**直接的接触感染**と，患者の体液などが付着した物（ドアノブなど）に触れた手指で鼻や口・目をこするなどして病原体が体内に侵入する**間接的接触感染**がある．経口感染や飛沫感染を主な経路とする感染症では，**汚染物に触**

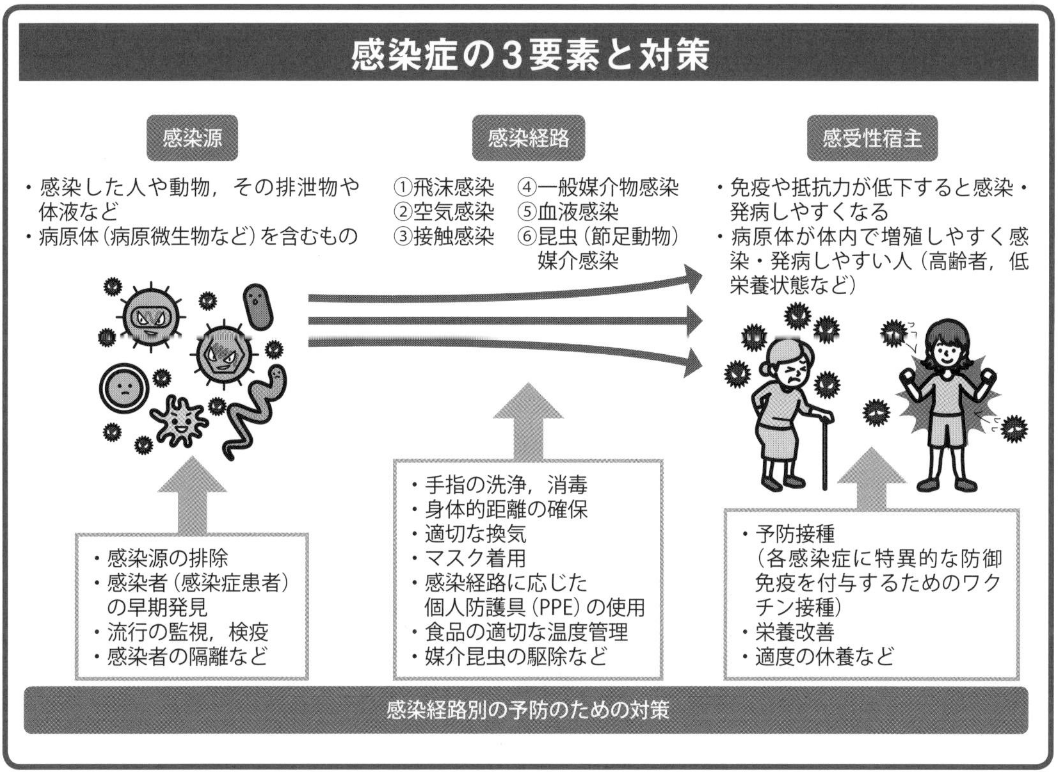

れた手指を介した間接的接触感染も珍しくない．接触感染の危険性のある医療・介護処置を行う際には，使い捨て手袋やマスク，ゴーグルなどを着用して感染を防止する．間接的接触感染の予防には，手指の洗浄が重要となる．

6 一般媒介物感染

病原体で汚染された食品や水を媒介物とした感染，すなわち**食品媒介感染**や**水媒介感染（水系感染）**が含まれる．食品などを介して病原体が口から体内に侵入して感染が成立するという意味では，**経口感染**ともよばれる．消化器系感染症の多くはこの感染経路をとる．予防対策として，食品の適切な温度管理，加熱調理，調理・飲食前の手指洗浄などがある．

7 血液感染

病原体が血液中に含まれ，輸血や血液製剤を介するか，もしくは職業的な血液曝露（針刺し事故など）によって感染するものである．B型・C型肝炎などが代表例である．

8 昆虫（節足動物）媒介感染

昆虫やダニなどに刺され，その刺し口などから病原体が侵入して感染が成立するものである．蚊が媒介するマラリアや日本脳炎などが代表例である．

（阿彦忠之）

LECTURE 13－2

呼吸器感染症

PT・OT・ST 国試出題

POINT

新興感染症の多くは呼吸器感染症である．高齢者の肺炎や誤《ご》嚥《えん》性肺炎が増えており，再発予防にはリハ専門職のかかわりが必要不可欠である．

1 呼吸器感染症とは

呼吸器は1日に1万リットルに及ぶ空気が出入りする器官であり，吸気によって常にさまざまな微生物に曝されている．病原微生物の侵入を防ぐため，気道には線毛運動や咳，痰の排出などの防御機構が発達しているものの，これを乗り越えて気道から体内に浸入・増殖して炎症を起こし，咳，痰，発熱，呼吸困難などの症状を呈する疾患が呼吸器感染症である．

2 部位別の感染症と主な病原微生物（図）

呼吸器は大きく分けて，**上気道**と**下気道**（ガス交換の場である肺胞を含む）に分類できる．部位や臨床経過（急性／慢性）などに基づく疾患名があり，それぞれ原因となる病原微生物の種類にも特徴がある．

感冒（かぜ症候群）などの上気道感染症では，喉の痛みや鼻水，鼻詰まりなどの症状が現れる．下気道を舞台とする**気管支炎**や**肺炎**では，咳や痰，息苦しさなどの症状が現れる．また，上記のような各気道に関連した症状以外に，発熱や倦怠感などの全身症状を伴うことも多い．

呼吸器感染症の治療は，その原因となっている病原体（起因菌，起因ウイルス）が何であるのかを把握したうえで，起因菌などに合わせた的確な治療を行う必要があり，そのために細菌検査や病原体の迅速抗原検査などが行われる．

3 呼吸器感染症の最近の動向

・**高齢者の肺炎**：超高齢社会の日本において高齢者の肺炎は頻繁にみられ，2022年の死因順位の第5位は**肺炎**，第6位が**誤嚥性肺炎**となっている．国際疾病分類（ICD）では肺炎と誤嚥性肺炎（外的因子による肺疾患の1つに分類）を別疾患として区分しているが，両者を合わせて肺炎とみなした場合の死因順位は，悪性腫瘍，心疾患，老衰に次いで第4位であり，高齢者介護や終末期医療の現場では日常的に対応が求められる感染症である．

・**新興感染症**：新しい病原体による感染症を総称して「新興感染症」とよぶ．**重症急性呼吸器症候群（SARS）**[※1]，**インフルエンザ（H1N1）2009**[※2]，**中東呼吸器症候群（MERS）**[※1]，および**新型コロナウイルス感染症（COVID-19）**[※1]など，2000年以降に出現した新興感染症の多くは呼吸器感染症である．いずれも人畜（人獣）共通感染症であり，航空網の発達により出現後早期に世界中へ拡散しやすいという共通点がある．

※1　SARS，MERSおよびCOVID-19は，2000年以降に相次いで出現した新型のコロナウイルス感染症である．
※2　2009年に世界的大流行を引き起こし，当時は新型インフルエンザとよばれた．

呼吸器感染症と主な病原微生物

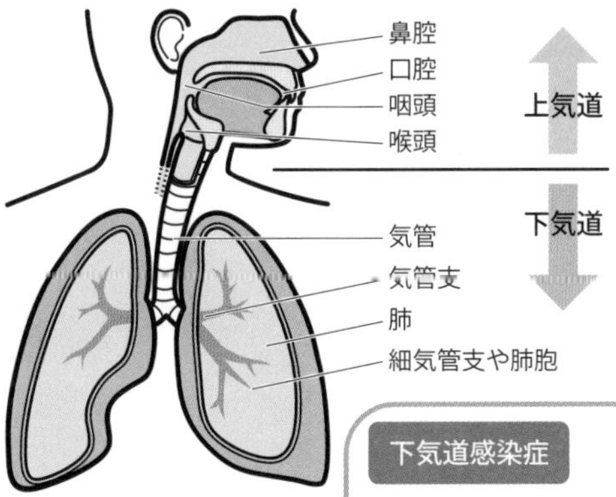

上気道感染症

感冒（いわゆる「かぜ症候群」）
ライノウイルス，コロナウイルス，RSウイルス
エコーウイルス，ヒトメタニューモウイルスなど

急性咽頭炎・扁桃炎
アデノウイルス，コロナウイルス，ライノウイルス
インフルエンザウイルス，A群レンサ球菌など

咽頭結膜熱
アデノウイルス

下気道感染症

急性気管支炎
ライノウイルス，アデノウイルス，
インフルエンザウイルス
マイコプラズマ，百日咳菌など

急性細気管支炎
RSウイルス，ヒトメタニューモウイルスなど

慢性下気道感染症
インフルエンザ菌，肺炎球菌，緑膿菌など

細菌性肺炎
肺炎球菌，インフルエンザ菌，
クレブシエラ，黄色ブドウ球菌など

ウイルス性肺炎
新型コロナウイルス（SARS-CoV-2）
RSウイルス，インフルエンザウイルスなど

非定型肺炎
マイコプラズマ，クラミジア，レジオネラなど

肺結核症
結核菌

4 誤嚥性肺炎とリハビリテーション

誤嚥とは，加齢や廃用症候群などによる**嚥下機能低下**や脳血管疾患などによる**摂食嚥下障害**があるために，唾液や飲食物などが（本来の食道ではなく）誤って気管に入ってしまうことである．誤嚥性肺炎は，誤嚥した物に含まれる細菌などが気管から肺に達して増殖し炎症が起きた状態をさす．高齢者の肺炎の7割以上を占めるとされ，要介護高齢者では発症を繰り返して慢性炎症状態となり死に至る例も多いため，発症予防と再発予防が重要である．誤嚥性肺炎の予防として**口腔ケア**が挙げられ，口の中を清潔にして病原菌を減らしておくことで，たとえ誤嚥しても肺炎になりにくくするというものである．また，**栄養改善**による免疫力向上が有効とされる．

再発防止のためには，入院後早期に**嚥下機能の評価**を行い，その結果に基づいて**PT，OT，STによるリハ**および適切な栄養管理を開始することが重要である．

（阿彦忠之）

LECTURE 13 - 3

消化器感染症

PT・OT 国試出題

POINT

感染性腸炎は罹患部位（小腸，大腸）および病原微生物によって症状に特徴があり，原因食品や患者の背景要因も多様である．

1 消化器感染症とは

消化器感染症には，食道から胃・小腸・大腸・直腸に至る消化管の感染症，および肝・胆（胆のう，胆管）・膵の臓器感染症が含まれる．

2 主な消化器感染症と病原微生物

・**胃感染症**：胃に感染する病原微生物として**ヘリコバクター・ピロリ（ピロリ菌）**がある．幼少児期に感染したピロリ菌が胃粘膜に寄生（持続感染）して炎症を起こし，胃・十二指腸潰瘍の原因となる他，**慢性萎縮性胃炎**や**胃癌**の発生にも深く関連している．胃癌予防などを目的として，ピロリ菌感染胃炎の除菌治療が保険適用となっている．

・**感染性腸炎（急性下痢症）**：病原微生物（細菌，ウイルス，原虫）が人の腸管内に侵入し増殖して発症する感染症であり，下痢を主症状とするため**急性下痢症**ともよばれる．腸管の罹患部位は小腸と大腸に大きく分けられ，病態生理や症状などに違いがある（**表**①）．毒素産生型の細菌（**黄色ブドウ球菌**，**セレウス菌**）や**ノロウイルス**などは上部小腸が罹患部位であり，胃に近いために嘔気・嘔吐症状が強く，腸管からの分泌亢進による水様性下痢を特徴とする．主に大腸を罹患部位とする微生物（**サルモネラ**，**赤痢菌**，**腸管出血性大腸菌**など）は組織侵襲性が強く腸管上皮細胞を破壊するため，発熱や腹痛が強く，粘血便性の下痢などを引き起こす．

多くは病原微生物を含む食品や汚染された水による感染であり，**食中毒**とみなされるものが多く，病原微生物によって**潜伏期間**や原因食品などにも特徴がある（**表**②）．

・**急性肝炎**：主に**肝炎ウイルス**の感染による急性の肝機能障害を呈する疾患である．急性肝炎の臨床経過（予後）はおおむね良好だが，1～2%は劇症化し肝臓移植が必要になることもある．肝炎ウイルスはA，B，C，D，E型などに分類されている．このうち**A型とE型は経口感染**であり，汚染された水や食物を介して感染する．また，**E型は人畜（人獣）共通感染症**であり，イノシシ，シカおよびブタなどの肉を生食あるいは加熱不十分な状態で食べて感染した事例が複数報告されている．一方で，B型・C型の感染経路は血液であり，LECTURE13-4で詳述する．

3 感染性腸炎の多様な患者背景

感染性腸炎は，家庭での散発例，食中毒や院内・施設内感染などによる集団発生の他，以下に示す要因もあり，患者背景は実に多様である．

・**旅行者下痢症**：「旅行者下痢症」の明確な定義はないが，外国（特に発展途上国）に旅行中または帰国後早期に発症する感染性腸炎の総称であり，頻回の下痢（例：24時間あたり4回以上）に加えて，何らかの随伴症状（嘔気・嘔吐，腹痛，血便，発熱など）を認めた場合を指す．原因として最

感染性腸炎（急性下痢症）と病原微生物

❶感染性腸炎の罹患部位による主な症状と病原微生物

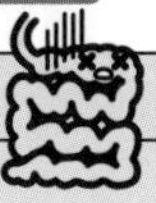
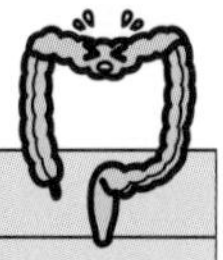

罹患部位	小　腸		大　腸
病　型	急性胃腸炎型	急性小腸型	急性大腸型
病態生理	微生物や毒素による腸管からの分泌亢進		微生物や毒素による組織侵襲 腸管上皮細胞の破壊
主な症状	下痢（水様便） 嘔気・嘔吐（強い） 発熱（軽度） 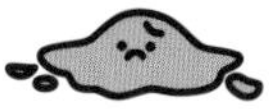	下痢（水様便） 嘔気・嘔吐（軽度） 発熱（軽度）	下痢，粘血便 腹痛，しぶり腹 発熱（高熱多い） 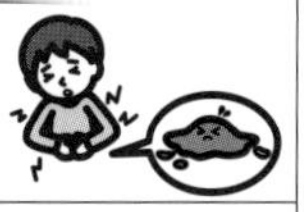
病原微生物 （主なもの）	毒素型食中毒菌 （黄色ブドウ球菌，セレウス菌） ノロウイルス，ロタウイルス	コレラ菌，ウェルシュ菌 毒素原性大腸菌（ETEC） 原虫（ジアルジアなど）	サルモネラ，赤痢菌 腸管出血性大腸菌（EHEC） 赤痢アメーバ 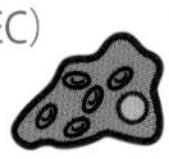

※カンピロバクター，エルシニア菌，腸炎ビブリオは，急性小腸型と急性大腸型の混合型の病状を呈する.

❷感染性腸炎の病原微生物別の潜伏期間と原因食品

病原微生物	潜伏期間 範　囲（中央値）	主な原因食品
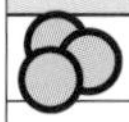 黄色ブドウ球菌	0.5～8時間（2～4時間）	手作業の加工食品（調理人の手指を介した汚染）
ウェルシュ菌	6～24時間（10～12時間）	食肉加熱調理品（特に大鍋で調理したもの）
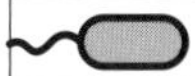 腸炎ビブリオ	4～30時間（12～24時間）	生食の魚介類（特に夏期）
サルモネラ	6～72時間（12～36時間）	加熱不十分な食肉（鶏肉，牛肉など）
ノロウイルス	24～48時間	加熱不十分な二枚貝（牡蠣など），二次汚染された食品
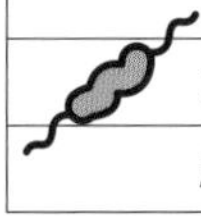 カンピロバクター	1～10日　（2～5日）	加熱不十分な食肉（特に鶏肉）
腸管出血性大腸菌	2～10日　（3～4日）	加熱不十分な食肉（牛肉など）

※潜伏期間：病原微生物で汚染された食品等を摂取してから症状出現までの時間

も多いのは，**毒素原性大腸菌（ETEC）**である.

・**抗菌薬関連性下痢症**：抗菌薬投与後に併発する下痢症であり，抗菌薬により**腸管内常在菌叢**がかく乱されて**菌交代現象**が起こり，抗菌薬に耐性の菌が異常増殖して発症する腸炎である．**ディフィシル菌**（*Clostridium difficile*）や**メチシリン耐性黄色ブドウ球菌**（MRSA）などが原因菌として知られている.

・**性感染症としての感染性腸炎**：性行動の多様化（口腔・肛門性交など）により出現した感染性腸炎であり，**赤痢アメーバ**による大腸炎がよく知られている.

（阿彦忠之）

LECTURE 13-4 皮膚・血液を介する感染症

PT・OT・ST 国試出題

POINT

B型肝炎，C型肝炎，HIV感染症/AIDS，梅毒などは，血液感染の他，性感染および母子感染の予防を含めた対策が重要である．

1 皮膚を介した感染症

・**伝染性膿痂疹《のうかしん》**：乳幼児に好発する細菌性の皮膚感染症である．虫刺されや湿疹などを引っかいた傷が元となり，そこに細菌が感染することによって水疱・びらんなどを生じる．かきむしった手を介して水疱が全身へ広がる様子が火事の火の粉の飛び火に似ているため**とびひ**ともよばれる．主な原因菌は黄色ブドウ球菌と溶血性連鎖球菌である．

・**疥癬《かいせん》**：**ヒゼンダニ**というダニが皮膚の角質層に寄生する疾患で，非常に多数のダニの寄生が認められる「角化型疥癬」と，少数寄生であるが激しい痒みを伴う「通常疥癬」がある．感染経路は人と人との接触（皮膚同士の接触）であり，高齢者介護施設や養護施設などで集団発生がみられる．治療には寄生虫駆除剤のイベルメクチン（内服）が有効である．

2 血液を介した感染症

血液（体液）を感染経路とする病原体としては，B型肝炎ウイルス（**HBV：hepatitis B virus**），C型肝炎ウイルス（**HCV：hepatitis C virus**），ヒト免疫不全ウイルス（**HIV：human immunodeficiency virus**）および**梅毒トレポネーマ**などがある．献血された血液の検査では，これらの病原体の検査（抗原・抗体検査や核酸増幅検査）が必須項目となっている．血液（体液）を介する経路としては，**輸血**，職業的血液曝露（**針刺し事故**など），覚醒剤静脈注射の回し打ち，性交渉（**性感染**），あるいは妊娠中の母親から胎児への感染（**母子感染**）がある．

3 B型肝炎，C型肝炎

ウイルス肝炎のうちB型肝炎は，感染時期により自然経過が異なる．成人以降の感染では大部分が一過性感染で，急性肝炎を発症しても，その後HBVは排除されて治癒することが多い．一方，母子感染あるいは乳幼児期の感染では**無症候性キャリア**となって**持続感染**する割合が高く，**慢性肝炎**から**肝硬変**に進展，あるいは**肝癌**を併発することがある．（**図①**）

HCV感染者の30%はウイルスが完全に排除されるが，残りの70%は持続感染者となり，加齢とともに慢性肝炎から肝硬変への移行や，肝癌の併発がみられる．（**図②**）

日本におけるHBVとHCVの持続感染者は，過去の医療行為（例：輸血，非加熱血液製剤の使用，集団予防接種）や母子感染などによる感染者が多い．しかし，感染を自覚せずに慢性肝炎が進行している人も多いため，**肝炎対策基本法**に基づき，感染者を漏れなく発見するための検査の促進，およびウイルス排除（**肝癌予防**）を目的とした治療支援（**抗ウイルス療法への医療費助成**）などが実施されている．

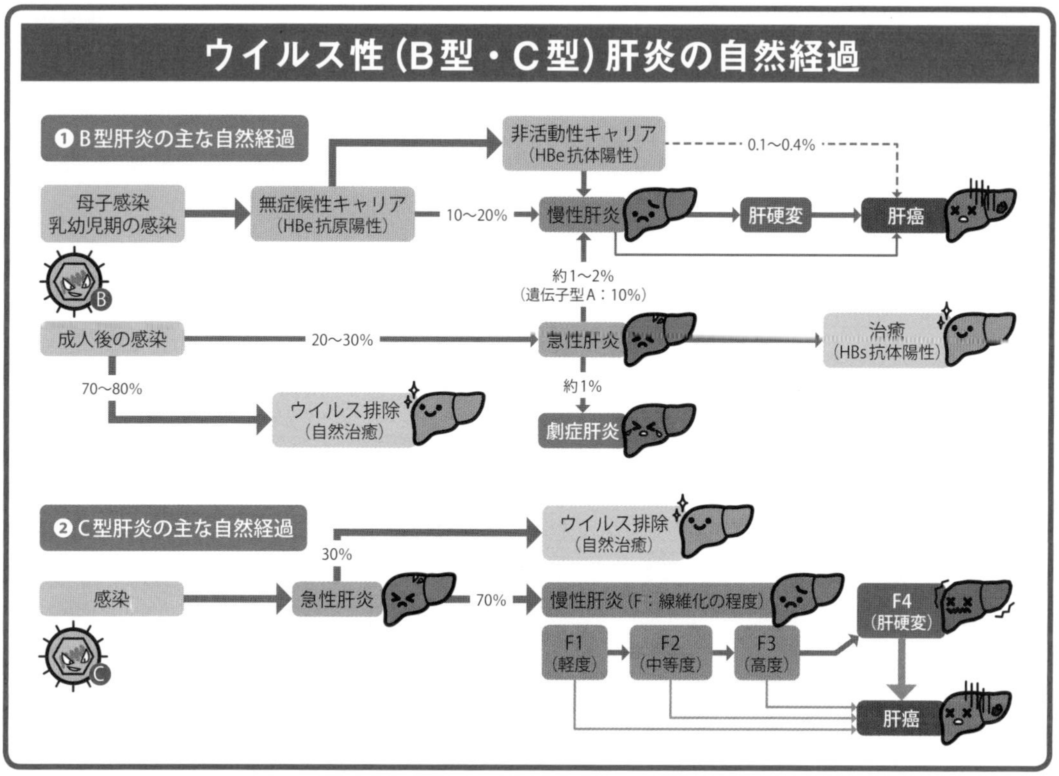

ウイルス性（B型・C型）肝炎の自然経過

4 HIV感染症/AIDS

HIV感染症は1981年に米国で最初の症例が報告され，かつては感染から数年後に免疫不全が進行してAIDS（acquired immunodeficiency syndrome，**後天性免疫不全症候群**）を発症し多くの患者が死亡した．しかし現在は治療法の確立により予後が飛躍的に改善し，コントロール可能な慢性疾患となっている．性行為による感染が最も多いが，血液感染や母子感染もある．世界的にみると新規感染者数は減少している．**抗レトロウイルス療法（ART）**により，血中のHIVウイルス量（HIV-RNA）が検出限界未満なら他者への感染は起こらないため，感染者の早期治療開始による感染予防である**TasP**（**Treatment as Prevention**，**予防策としての治療**）が推進されている．

5 梅毒

日本では近年，**性感染症**の中でも梅毒の患者報告数が急増しており，2022年は1万3千人を超えた．病原体の梅毒トレポネーマは患者の患部（性器，肛門など）からの浸出液や血液，精液，膣分泌液などを介して感染するので，日常生活における主な感染経路は性交渉である．医療・介護現場での感染対策は，**標準予防策（standard precautions）**※でよい．男性では20～50歳代，女性は20歳代に多く，若年女性の感染増加に伴い**先天梅毒**（妊娠中の感染→胎児へ感染）の増加も懸念されている．

※ すべての人の血液，汗を除く体液，分泌物，排泄物，健常でない皮膚・粘膜は感染性があるものとみなして，適切な手指衛生や個人防護具の使用などにより感染を予防する方法．

（阿彦忠之）

LECTURE 14-1

予防接種とワクチン

PT・OT・ST 国試出題

POINT

予防接種を受けることは個人の感染防御ばかりでなく，院内感染拡大を未然に防ぐことにも大きく寄与する．

1 予防接種とは

ワクチンとは病原体が出す毒素の病原性や毒性を弱めたりなくしたりするもので，ワクチンを接種することを予防接種という．

予防接種には，予防接種法に基づき実施される定期の予防接種（定期接種）と新型コロナウイルス感染症や新型インフルエンザに対する臨時の予防接種（臨時接種），それと予防接種法に基づかない任意の予防接種がある．定期接種の実施主体は区市町村である．また定期接種にはＡ類疾病とＢ類疾病があり，前者は集団予防や重篤な疾患の予防に重点を置き，本人に接種への努力義務がある．後者は個人予防に重点を置き，本人に接種努力義務はなく，国も積極的な接種勧奨はしていない．医療関係者への予防接種は，個人予防はもとより，医療機関における院内感染対策の一環として行われるものである．

2 予防接種の効果について

予防接種したにもかかわらず，免疫が有効なレベルまで達しないことを**一次性ワクチン不全**という．ワクチンの効果は血中の抗体の力（抗体価）で評価されるが，一次性ワクチン不全が起こると抗体価が十分に上がらない．これは身体がワクチンに反応を示さなかったことによるもので，追加でワクチン接種を繰り返しても十分なレベルまで抗体価が達しないこともある．ただしワクチン接種によって抗体価が上がっていなくても細胞性免疫によって感染防御力が上がる可能性もある．

ワクチン接種により獲得された免疫が，時間の経過とともに減衰してしまうことを**二次性ワクチン不全**という．この場合，血中の抗体価はワクチン接種後には上昇するものの，ある時点で防御力を失うレベルにまで低下してしまう．２回以上のワクチン接種を求められる疾患はこうした二次性ワクチン不全が原因である．またワクチン接種で抗原が刺激され，免疫誘導された後に，同じ抗原で再度刺激されるとより強力な免疫力が成立することを**追加免疫効果（ブースター効果）**とよぶ．

3 院内感染対策としてのワクチン接種

Ｂ型肝炎ウイルスは血液媒介感染をする病原体としては最も感染力が強い．感染者の血液中はもちろんのこと，乾燥した環境表面でも７日以上にわたって感染力を維持することもある．Ｂ型肝炎ウイルスは注射針による針刺しや患者に使用した鋭利物による切創，血液・体液の粘膜への曝露，小さな外傷や皮膚炎など傷害された皮膚への曝露でも感染が成立することがある．

その他，麻しん，風しん，流行性耳下腺炎，水痘は感染力が強いため，医療従事者がこれらの疾患を発症すると本人の重症化に加えて周りの患者や医療関係者への感染源となることから，迅速な対応が求められる．また，この４疾患は小児の疾患であるという既成概念が成人での対策を困難に

❶ワクチンで予防できる主な疾患

日本で流行しやすい疾患	最近の日本では発症数が少ない疾患	医療関係者にワクチン接種が推奨されている疾患
B型肝炎	A型肝炎	B型肝炎
ロタウイルス胃腸炎	狂犬病	風しん
風しん	黄熱	麻しん
流行性耳下腺炎（おたふくかぜ）	ポリオ	流行性耳下腺炎（おたふくかぜ）
水痘（みずぼうそう）	麻しん	水痘（みずぼうそう）
日本脳炎	インフルエンザ菌b型による重症感染症	季節性インフルエンザ
ヒトパピローマウイルス感染症	髄膜炎菌感染症	
季節性インフルエンザ	ジフテリア	
肺炎球菌による重症感染症	破傷風	
百日せき	腸チフス	
結核	コレラ	

❷予防接種の分類

定期接種ワクチン（A類疾病）	定期接種ワクチン（B類疾病）	主な任意接種ワクチン
ロタウイルス	季節性インフルエンザ	季節性インフルエンザ
B型肝炎	高齢者の肺炎球菌	流行性耳下腺炎（おたふくかぜ）
Hib		B型肝炎
小児の肺炎球菌		A型肝炎
ジフテリア		黄熱
百日せき		狂犬病
破傷風		破傷風
ポリオ		髄膜炎菌
結核		百日咳・ジフテリア・破傷風3種混合
麻しん		帯状疱疹
風しん		不活化ポリオ
水痘		ヒトパピローマウイルス
日本脳炎		
ヒトパピローマウイルス		

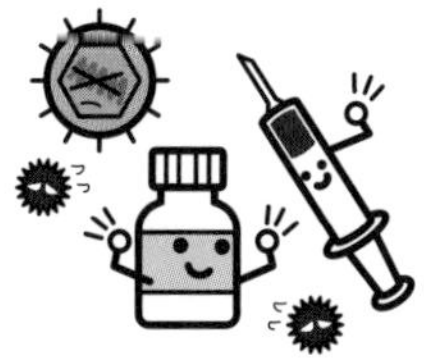

している．職業上の安全性の観点から実習や勤務前の予防が重要であり，予防接種の記録（母子健康手帳など）を保管したり，自らの疾患罹患歴を確認したりする抗体検査などが求められる．

インフルエンザウイルスの潜伏期間は短いため，短期間に集団発生を引き起こす．そのため感染前にワクチンで予防することが最も有効な防御手段である．特にインフルエンザ患者と接触するリスクの高い医療関係者においては，自身への職業感染防止の観点，患者や他の職員への施設内感染防止の観点，およびインフルエンザ罹患による欠勤防止の，いずれの観点からも積極的にワクチン接種を受けることが勧められる．

（石川　仁）

LECTURE 14-2

標準予防策，感染経路別予防策とリハビリテーション時の感染対策

PT・OT・ST 国試出題

POINT

リハビリテーション時の感染対策では，病原体の特性と感染経路を正しく理解して感染対策を実施する必要がある．

1 標準予防策とは

標準予防策とは，米国の疾病予防管理センターが1996年に提唱した，**すべての患者を対象に行う**感染予防策のことである．具体的には，**感染性があるもの（血液，汗を除いたすべての体液，分泌物，排泄物），粘膜や傷のある皮膚など**に接触したら，

①明らかに汚れがある場合は，石鹸で手洗いを行った後にアルコール含有擦式消毒薬で消毒を行う．

②汚れが不明瞭な場合は，アルコール含有擦式消毒薬で消毒を行う．アルコール含有擦式消毒薬は十分量を手に取り，消毒薬が手全体にいきわたるようにもれなく塗り広げて使用する．

③感染性があるものや粘膜や傷のある皮膚などに触れる際には手袋を着用し，感染性があるものに接触したら，同じ患者でも手袋は交換する．また，手袋を外した後はアルコール含有擦式消毒薬で消毒を行う．

④感染性の飛沫を吸い込む可能性があるときには，目，鼻，口腔内の粘膜を保護するために不織布マスク，ゴーグルまたはフェイスシールドを使用し，着衣を汚染しないようにガウンを着用する．これらを個人防護具とよぶ．

2 感染経路別予防策とは（図）

感染経路別予防策とは，**病原体によって異なる感染経路別の予防策**のことで，標準予防策に加えることで予防がより強固なものとなる．

- **空気感染・エアロゾル感染予防策**：結核菌，麻しんウイルス，水痘ウイルスに対して患者を陰圧室に隔離する．職員が病室に入る際にはN95マスクを着用する．
- **エアロゾル感染・飛沫感染予防策**：インフルエンザウイルス，風しんウイルス，ムンプスウイルス，アデノウイルス，百日咳菌，髄膜炎菌，ジフテリア菌などに対して個室隔離やコホーティング※する．隔離が難しい場合には，患者間の距離を1～2m以上になるようにベッド間隔を十分に確保する．カーテンなどで物理的に遮蔽してもよい．
- **接触感染予防策**：腸管出血性大腸菌，多剤耐性緑膿菌，ロタウイルス，ノロウイルス，クロストリジウム・ディフィシルなどに対して個室隔離やコホーティングをする．入室する際には手袋やガウンを着用し，汚染物に接触したら交換する．手袋を外したら石鹸で手洗いした後にアルコール含有擦式消毒薬によって手指衛生を行う．ドアノブ，ベッド柵や電気のスイッチなどよく触れる部位は適宜消毒用エタノールで消毒する．ノロウイルスやクロストリジウム・ディフィシルにはエタノールは有効ではないので次亜塩素酸ナトリウムなどの消毒薬を用いる．

※　同じ病原体に感染している人たちを同じ部屋に集め，その病原菌をもたない人たちと接触しない環境におくこと

標準予防策と感染経路別予防策

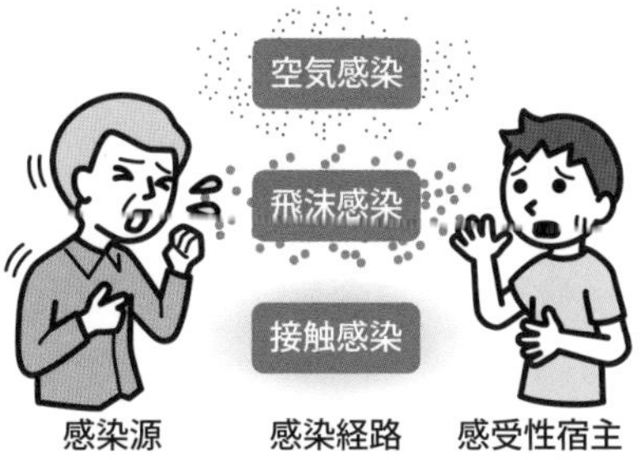

- **空気感染**
  直径5μm以下の微小粒子で，長時間空中を浮遊する．
- **飛沫感染**
  直径5μmより大きい大飛沫粒子で，空中を浮遊せず，短い距離（約1m）を飛び，床に落下する．
- **接触感染**
  粘膜面への接触による直接接触感染と，汚染された媒介物の接触による間接接触感染に大別される．

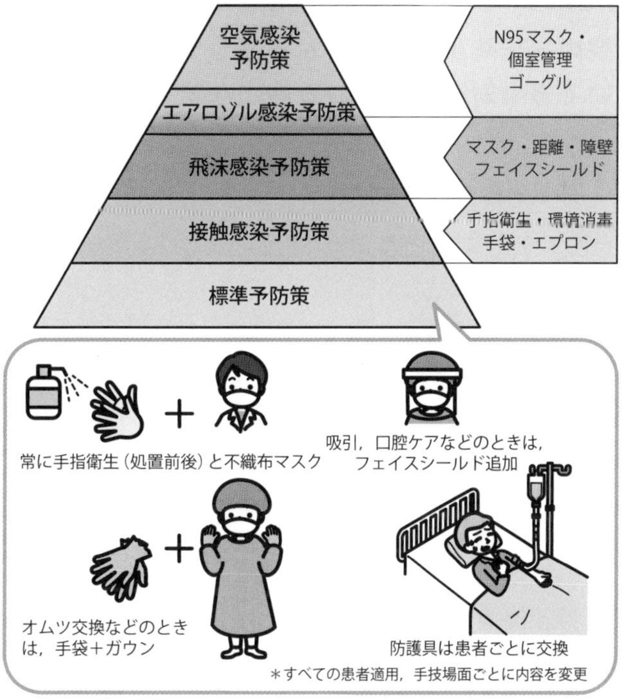

3 リハビリテーション時の感染対策

リハ実施前には，咳嗽を呈している患者には不織布マスクを着用させ，他の患者との並行実施を極力避けるよう計画する．やむを得ず同一時間帯に実施する際は，2m以上の患者間の距離を取るか，一方の患者を往診にするなどの対応策を準備しておく．

リハ実施中には，運動療法や作業療法で使用する機器や用具は必要に応じて清拭を行う．特に，感染症患者が使用した機器や用具は感染症に応じた消毒薬で消毒するとともに，自身の防護具や手袋の交換，ならびに手洗いを心がける．

リハ実施後は，他の患者との接触の危険性の少ない場所で待機させ，速やかに病棟などに帰室させる．担当者が着用していた防護具や手袋はその場で専用の廃棄容器に廃棄する．手洗いは必ず実施し，気が緩みがちなリハ実施後でも手指衛生を常に念頭においてほしい．

（石川　仁）

LECTURE 14 - 3 院内感染防止体制

PT・OT
国試出題

POINT

院内感染防止は全職員が実施して有効性が発揮される．そのため病院内において感染対策にかかわる適切な組織作りが必要である．

1 感染対策委員会とは

各医療施設には，感染対策委員会という感染対策にかかわる専門の委員会を設置する義務がある．そこでは，病院内における感染対策を全体的に統括し，院内感染の予防や感染発生時の拡大防止に中心的な役割を果たす．

具体的には，**①院内における感染症の発生状況の把握，②感染予防に向けた改善策の協議と実施，③集団感染が生じた際の対応策の検討と院内各部署への指示や指導**などである．また院内衛生環境の整備，院内感染対策マニュアルの作成，スタッフへの感染対策教育などにも日常的に取り組んでいる．メンバーは診療部門，看護部門，薬剤部門，臨床検査部門，栄養部門，放射線部門，リハ部門，施設管理部門，事務部門などを代表する職員で構成される．

2 感染対策チーム（ICT：Infection Control Team）とは（図）

感染対策チーム（ICT：Infection Control Team）とは，感染対策委員会とは別に，日常的に院内の感染対策を担う実践チームのことである．感染対策委員会とは密に連携を取りながら，現場対応を円滑に進めていく役割を担うため，メンバーは医師，看護師，薬剤師，臨床検査技師などの専門職と事務職などによって構成される．具体的には，**定期的な病棟ラウンド（巡視），院内感染サーベイランス，感染対策委員会への事例報告，具体的な感染対策の計画と提案，現場への介入**などを行う．このとき，感染対策チームと現場とのつなぎ役としてリンクスタッフ（看護師，PT，OT，放射線技師，栄養士など）を各部署に配置している医療機関も増えてきた．

感染対策チームの業務は組織横断的なもので，現場のさまざまな職種のスタッフへの介入も重要な業務であるため，人間関係を円滑に維持できる能力が強く求められる．また現場スタッフの話をよく聴き，最良な策を理解しやすいように説明したり，説得したりすることが必要である．さらには現場のさまざまな職種のスタッフに，感染対策を遂行する意欲をもたせることも大切な業務である．

3 職員の健康管理

職員が感染症に罹患した際には，感染症の種類に応じて出勤制限，従事制限や自宅での健康監視などが必要となる場合がある．そのためには平時から全職員を対象に定期健康診断を実施したり，インフルエンザなどの予防接種や抗ウイルス薬の予防内服の実施基準を定めたりすることが求められる．

院内感染防止体制：感染対策チーム（ICT：Infection Control Team）

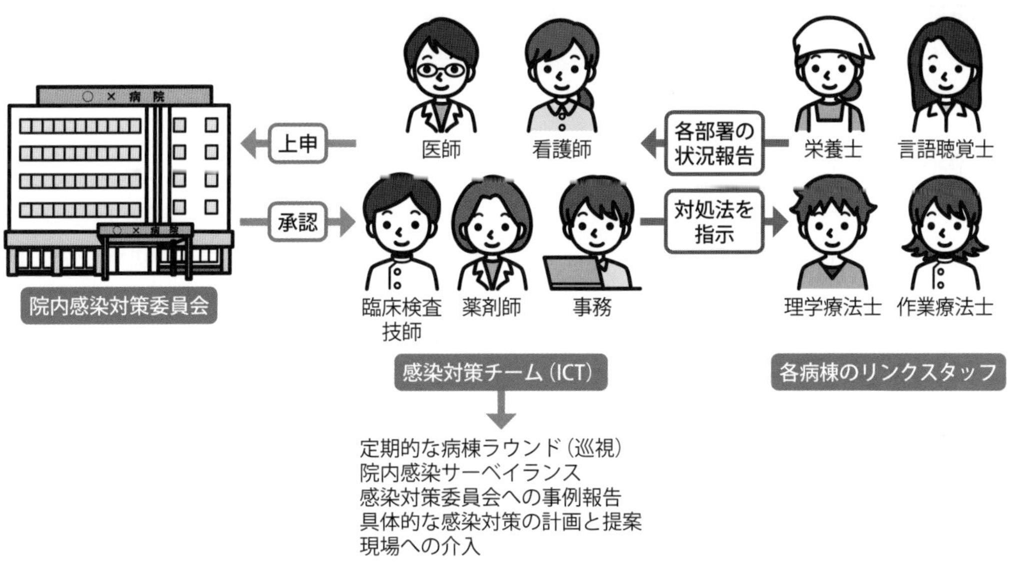

4 感染対策教育

全職員を対象とした院内感染対策の研修を年２回程度実施することが推奨されている．この研修では主に感染対策の知識や事例を学ぶことができる．なお，手指衛生やガウンテクニックなどの手技・実技の研修も別途実施されなければならない．

コラム

「新型コロナウイルス感染症」予防のための基本対策

新型コロナウイルス（SARS-CoV-2）はコロナウイルスの１つで，自分自身で増えることはできないが，粘膜に入り込むことで増える．また，粘膜に入り込むことはできるが，健康な皮膚には入り込むことができず表面に付着するだけといわれていて，物の表面についたウイルスは時間がたてば壊れてしまう．手洗いは，たとえ流水だけであったとしても，ウイルスを流すことができるため有効である．石鹸を使った手洗いはコロナウイルスの膜を壊すことができるので，さらに有効である．また，流水と石鹸での手洗いができないときは，手指消毒用アルコールも同様にウイルスの膜を壊すことによって感染力を失わせることができる．新型コロナウイルスに感染した人が他の人に感染させる事例は，全体の２割以下と考えられているが，マスクなしの会話や換気の悪い密閉空間，多くの人が密集している場所，互いに手を伸ばしたら届く距離での会話や共同行為などの場では，感染を拡大させるリスクが高いと考えられている．

（石川　仁）

LECTURE 14 - 4

集団感染事例発生時の対応

POINT

集団感染事例が発生した際には，速やかに患者発生状況を把握し，初期対応後にも継続的な監視を行い，関係機関との連携をはかる．

1 対応の基本手順

院内感染対策委員会が集団発生を疑った際には，感染対策チームが中心になって，**「いつ」「どの病棟で」「何人の患者が発生した」**などの情報や，**原因となる病原体の分離，患者の迅速診断，および血清診断結果**に基づいて集団発生を確認する．

また，把握できていない院内の患者（無症状病原体保有者含む）を確認するため，患者の症状の定義，集団感染の発生期間，集団感染が起きている院内の病棟などから集団感染の定義を決める．

2 初期対応

原因となる病原体の伝播経路に応じて**患者の隔離**を実施する．この際病原体の特性に応じた設備が整備された病室や個室でのコホート管理を行う．対象となる病棟のすべての入院患者の湿性生体物質（血液，汗を除くすべての体液，分泌物，排泄物，傷のある皮膚，粘膜）に触れる処置を行う場合には，清潔な手袋，マスク，ガウンなどの使用と手指衛生の管理ならびに環境消毒を徹底・強化する．

また，医療器材の滅菌と消毒，使用薬剤の衛生管理，および処置時の衛生管理を再度見直し，予防薬やワクチンがある場合には，その適応を考慮する．

3 初期対応後の対応

初期対応の有効性を評価するために，新規の患者発生の有無を継続的に監視する（**サーベイランス**）．新規の集団感染が発生した場合には，初期対応を講じた後も病原体の伝播が阻止されていない可能性があるので，**感染源や感染経路に関する調査**を再度綿密に行い，随時対策を追加する．

感染源や感染経路の特定が困難な場合は，外部専門家※の支援を躊躇なく要請する．また，当該病棟への新規入院の中止など，診療の制限を検討する．

※　地域の保健所や地方衛生研究所，日本環境感染学会の教育認定施設，院内感染対策地域支援ネットワーク事業，各都道府県を通じて要請する国立感染症研究所実地疫学専門家など．

4 事後対応

継続的な監視を行っても新規の患者発生が一定期間（通常はその疾患の潜伏期間の2～3倍の期間）認められなくなれば，集団感染の終息と判断してよい．

集団感染の終息が確認された後，感染源や感染経路に関しての調査結果を参考にして，一時的に強化していた種々の感染対策を継続可能な対策に切り替えていく．

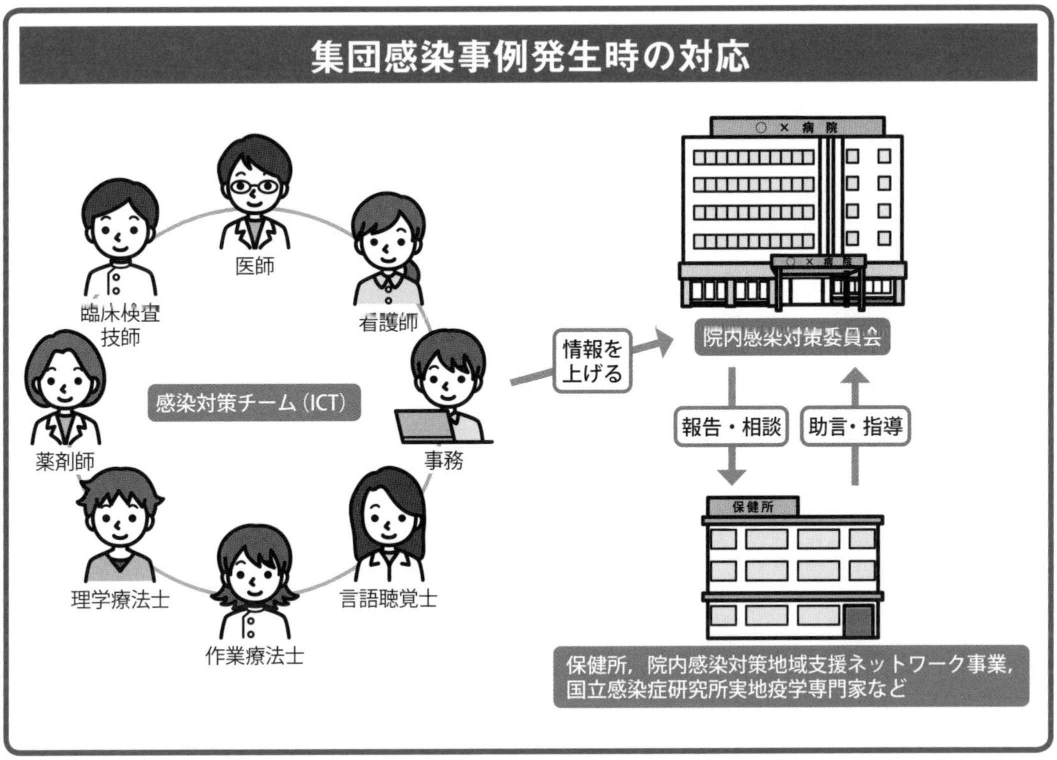

5 情報の公開と患者・家族・医療従事者への情報提供

医療機関が集団感染事例の概要，感染源・感染経路に関する調査内容や改善策を公表する場合には，患者の了解を得る必要がある．入院患者およびその家族に対しては，初期対応時に診療担当者と院内感染対策の担当者から十分な情報を提供して感染対策に必要な協力を要請する．

また，すべての職員に対して，院内感染対策委員会から集団感染事例発生の経緯とその対策内容，および対策の効果がどうであったかの情報を提供する．

（石川　仁）

CHAPTER 15 | 要点Check

★★：国家試験で問われやすい項目
★：各LECTUREで要点となる項目

LECTURE 2-1 細胞の構造 (p16)

★★	リボソームが付き蛋白質を合成する，核膜とつながった袋状の構造物	**粗面小胞体**
★★	リボソーム自身のRNAと蛋白質からなり，メッセンジャーRNA (mRNA) を翻訳して細胞内で蛋白質を合成する	**リボソーム**
★★	粗面小胞体で合成された蛋白質を修飾・切断する	**ゴルジ (Golgi) 装置**
★★	複数の加水分解酵素により，細胞内の不要物を消化・分解する袋状の構造物	**ライソソーム (リソソーム)**

LECTURE 2-2 膜蛋白質の輸送機能と電位 (p18)

★	細胞内からK^+を流出させる力と引き止める力がつり合い，細胞内外のK^+の濃度差によって細胞内が細胞外に対して負に帯電している膜電位	**静止膜電位**
★	さまざまな刺激によって，一時的に細胞内の電位が負から正になり，再び静止膜電位に戻るまでの電位変化	**活動電位**

LECTURE 2-3 染色体と遺伝子 (p20)

★	4種類の塩基アデニン (A)，グアニン (G)，シトシン (C)，チミン (T) が，AとT，GとCで互いに連結して規則正しい二重らせん構造をもつ核酸の一種	**デオキシリボ核酸：DNA (DeoxyriboNucleic Acid)**
	染色質が細胞分裂のために凝縮されたもので，ヒトは1つの核の中に46個ある	**染色体**
★★	ヒトの染色体46個の女性になる内訳	**44＋XX**
★★	ヒトの染色体46個の男性になる内訳	**44＋XY**
★★	核の中にあるDNAのすべての塩基配列	**ゲノム**
★★	染色体を体細胞の半分に減らす生殖細胞の分裂	**減数分裂**

LECTURE 2-4 染色体異常と遺伝性疾患 (p22)

★★	21番染色体のトリソミーの疾患	**Down症候群**
	遺伝性疾患の一因となり，減数分裂の際，染色体が交叉するときに起こるさまざまな変異	**染色体異常**
★★	筋強直性ジストロフィーやHuntington病，Marfan病などを代表的とする疾患	**常染色体顕性遺伝疾患**

※要点checkはCHAPTER 2〜14に対応しています.

LECTURE 3-1　ヒトの発生と分化 (p24)

	細胞分裂（卵割）を繰り返して形成される球状の細胞集団	桑実胚
	さまざまな器官が分化する3層の細胞層（外胚葉，中胚葉，内胚葉）	三胚葉
★	細胞が，各組織・器官の生理機能に特化した固有の機能をもつように変化する過程	分化

LECTURE 3-2　細胞の増殖と分裂 (p26)

	生殖系以外での細胞分裂で，元の細胞1個から完全に同じ遺伝情報をもつ娘細胞を2個作り出すこと	体細胞分裂
★	配偶子（卵，精子）を作る際に起こり，受精後に体細胞と同じ数の染色体となるため，染色体が体細胞の半分になる細胞分裂	減数分裂

LECTURE 3-3　細胞の死 (p28)

★	細胞が外部からの物理的・化学的な傷害により死ぬこと	ネクローシス（壊死）
★	増殖因子の欠乏や発生の時期にプログラムされて生理的な状況下で起こる細胞死	アポトーシス（自死）
★★	細胞や組織の老化，炎症や栄養不足などにより，組織や臓器が小さくなり機能低下が起こること	萎縮
	細胞が炎症，感染，腫瘍などの影響で，本来と異なった形態や機能をもつように変化する現象	化生
	組織や臓器が，細胞の増殖や水分・細胞内物質の蓄積などにより増大すること	肥大
	遺伝的な要因，炎症，がん，組織の過剰な刺激などにより，正常な範囲を超えた細胞の増殖が起こる状態	過形成

LECTURE 3-4　異常増殖（腫瘍）(p30)

★	無限増殖性の細胞が作る細胞集団のうち，その増殖が全身性の体液成分異常（悪液質）を引き起こし，生命を脅かすもの	悪性腫瘍
	細胞増殖の抑制性の調節にかかわる遺伝子のうち，変異により機能が失われたことで細胞ががん化するもの	がん抑制遺伝子

LECTURE 4-1 組織・器官の発生と分化 (p32)

	羊膜腔側の外胚板の一部が長軸方向に伸ばすことで正中を決定する長い突起	脊索
	羊膜腔側の外胚板の正中線に沿って両指で40数回摘むようにしてできた管	神経管
★	外胚板のうち，体節形成とともに中に入り込み末梢神経系になる神経成分	神経堤

LECTURE 4-2 内胚葉由来（消化器・呼吸器）(p34)

	内胚葉由来の消化管のうち咽頭，喉頭，食道，胃，十二指腸までの部分	前腸
	内胚葉由来の消化管のうち卵黄嚢につながる空腸，回腸，大腸近位部までの部分	中腸
	内胚葉由来の消化管のうち大腸遠位部と直腸までの部分	後腸
	消化管の喉頭部から分岐しながら肺へと成長する部分	肺芽

LECTURE 4-3 中胚葉由来（筋骨格・循環器・泌尿生殖器）(p36)

★★	体幹の真皮と結合組織，脂肪組織，軟骨，椎骨と四肢骨，骨格筋（横紋筋），腱，関節腔の滑膜，歯の象牙質などを作る中胚葉で構成される体節成分	沿軸中胚葉
	泌尿器の腎臓と尿管，生殖器の精巣，精巣上体，精管，卵巣，卵管，子宮を作る中胚葉で構成される体節成分	中間中胚葉
★★	循環器系の血管系（心臓，動脈と静脈），リンパ系（リンパ管，リンパ節，脾臓），骨髄の血球，内臓の平滑筋と心筋の横紋筋，結合組織を作る中胚葉で構成される体節成分	側板中胚葉

LECTURE 4-4 外胚葉由来（皮膚・神経系・感覚器）(p38)

★	外胚葉のうち表皮の肥厚と陥入から作られる毛，爪，汗腺，脂腺，乳腺，歯のエナメル質，眼の角膜，外耳道と外耳側の鼓膜を作る部分	表層外胚葉
★★	外胚葉のうち大脳，脳幹，中脳，小脳，橋，延髄を作る部分	神経外胚葉

LECTURE 5-1 神経情報の伝達 (p40)

中枢からの指令を末梢へ伝える神経	**運動神経**
末梢からの情報を中枢に伝える神経	**感覚神経**
★★「闘争と逃走の神経」とよばれ，エネルギーを消費して身体の活動を高め外部から保護する方向に働く神経	**交感神経**
★★「休息と回復の神経」とよばれ，消化機能を高めエネルギーを蓄える方向に働く神経	**副交感神経**

LECTURE 5-2 消化と吸収 (p42)

★口腔内で一部のデンプンをデキストリン，麦芽糖に分解する消化液	**唾液アミラーゼ**
★胃の主細胞から分泌され，蛋白質分解酵素であるペプシンの前駆物質	**ペプシノーゲン**
胃の副細胞から胃壁の保護のために分泌される粘液	**ムチン**

LECTURE 5-3 エネルギー代謝（細胞内）(p44)

★グルコースが酸化分解されエネルギーを得る過程	**糖代謝**
食物から摂取される脂質の大部分であるトリグリセリドがグリセロールと脂肪酸に分解されて吸収される過程	**脂質代謝**
摂取した蛋白質の大部分がアミノ酸にまで分解されて吸収される過程	**蛋白質代謝**

LECTURE 5-4 エネルギー代謝（個体内）(p46)

仰臥位で安静・覚醒状態において，生命維持だけの必要最低限のエネルギー消費量	**基礎代謝量（BEE）**
食物摂取によりエネルギー代謝が亢進すること	**食事誘導性熱産生（diet-induced thermogenesis：DIT）**
★★エネルギー代謝率（Relative Metabolic Rate：RMR）	**〔労作代謝量（活動時のエネルギー消費量─安静時のエネルギー消費量）〕÷基礎代謝量**
★代謝当量（METs：metabolic equivalents）	**身体活動時のエネルギー消費量÷安静時のエネルギー消費量**

LECTURE 6-1 血液の細胞と役割 (p48)

★★	直径は約8 μmで血小板同様核がなく，身体への酸素運搬を主な役割とし血液のpHの調節にも関与する血液成分	**赤血球**
★★	血液中で最も多い顆粒球	**好中球**
	自分自身を複製する能力と複数の血球に分化する能力をもった細胞	**造血幹細胞**

LECTURE 6-2 凝　固 (p50)

	一次止血後，凝固系が活性化されることで形成され，二次止血を起こす二次血栓となる蛋白質	**フィブリン**
★★	血液中の凝固因子とよばれる一群の蛋白質	**トロンビン，フィブリノゲンなど**
	一次止血で起こる血小板の反応を阻害する薬剤	**抗血小板薬**
	凝固反応を阻害し，フィブリンの産生を抑制する薬剤	**抗凝固薬**
★★	ビタミンKの働きを阻害し，凝固因子の量を減らし，血栓を予防する薬剤	**ワルファリン**

LECTURE 6-3 血液検査 (p52)

	肝細胞で作られる酵素で，肝臓でのアミノ酸の代謝にかかわる働きをしている2つのトランスアミナーゼ	**AST（アスパラギン酸アミノトランスフェラーゼ） ALT（アラニンアミノトランスフェラーゼ）**
★	主に筋肉で生成される腎機能障害の指標	**クレアチニン（CRE）**
	肝臓の細胞で作られ，血清中に最も多く含まれている蛋白	**アルブミン（ALB）**

LECTURE 6-4 血液疾患と輸血 (p54)

★★	血友病の特徴的な症状	**関節内出血や筋肉内出血**
★★	輸血後1～2週間後に発熱や紅斑が出現し，肝障害や下痢を起こし，多臓器不全になり致死的となる疾患	**移植片対宿主病（GVHD）**

LECTURE 7-1 ホルモンとその役割 (p56)

内分泌における伝達物質	ホルモン
血中ホルモン濃度が身体の環境に応じてダイナミックに変化する際，過度の上昇や低下を防ぐための機構	フィードバック機構

LECTURE 7-2 ホルモンと内分泌器官（下垂体，甲状腺，副甲状腺）(p58)

★★ 下垂体前葉で合成される６種類のホルモンのうち，合成が甲状腺刺激ホルモン放出ホルモン（TRH）により促進，ドパミンによって抑制され，妊娠中や授乳中に増加するもの	プロラクチン（PRL）
下垂体より分泌され，肝臓に作用してインスリン様成長因子I（IGF-I）分泌を促すホルモン	成長ホルモン（GH）
副甲状腺ホルモン（PTH）が担っている役割	血中カルシウム濃度の維持

LECTURE 7-3 ホルモンと内分泌器官（膵臓，副腎，卵巣・精巣）(p60)

膵β細胞で合成され，血中のブドウ糖を細胞内に取り込ませて血糖を低下させるホルモン	インスリン
膵α細胞で合成され，主に肝臓に作用してグリコーゲンからブドウ糖を合成して血糖を上昇させるホルモン	グルカゴン
★★ ACTHおよびコルチゾールの日内変動	早朝に最大値，寝る頃に最低値
★★ 副腎髄質でチロシンを材料として合成される２つのホルモン	アドレナリンとノルアドレナリン

LECTURE 7-4 内分泌異常と病態 (p62)

成長ホルモン（GH）を過剰分泌する下垂体腺腫による病態	先端巨大症
抗利尿ホルモン（ADH）の分泌が低下した結果，自由水の再吸収ができずに，多尿および脱水をきたす疾患	中枢性尿崩症
★ 甲状腺刺激ホルモン（TSH）受容体に結合する自己抗体（TSH受容体抗体）によって恒常的に甲状腺が刺激されて発症する疾患	甲状腺機能亢進症（Basedow病）
★ コルチゾールを自律的に産生する副腎皮質腺腫により起こり，血糖上昇，血圧上昇，骨密度低下および満月様顔貌などの身体特徴がみられる病態	Cushing症候群
★★ 副甲状腺ホルモン（パラトルモン）の分泌低下によりテタニーを引き起こす疾患	副甲状腺機能低下症

LECTURE 8 - 1　ウイルス (p64)

	遺伝因子である核酸（DNAあるいはRNA）が蛋白質の殻（カプシド）に含まれて存在するもの	**ウイルス**
★	ウイルス感染後の脱殻からウイルス粒子が組み立てられるまでの，感染性のウイルスが見かけ上は存在しない期間	**暗黒期**
	多くのウイルスが細胞で増殖しウイルス粒子を放出する際に細胞を破壊する感染	**細胞破壊型感染**

LECTURE 8 - 2　ウイルスと疾患 (p66)

★★	小児に水痘を起こし脊髄後根神経節に潜伏感染した後，回帰発症すると帯状疱疹を起こすウイルス	**水痘・帯状疱疹ウイルス**
★★	経口感染し，急性灰白髄炎を起こすRNAウイルス	**ポリオウイルス**

LECTURE 8 - 3　細　菌 (p68)

	内膜と外膜の2層の脂質膜をもち，外膜にはLPS（リポ多糖）がある細菌	**グラム陰性菌**
	細菌の増殖のうち倍々で増える時期	**対数増殖期**
★	エネルギーの生成に酸素を利用すること	**好気性**
★	エネルギーの生成に酸素を利用しないこと	**嫌気性**
	エネルギーの生成に酸素を利用する・しない両方が可能なこと	**通性嫌気性**

LECTURE 8 - 4　細菌と疾患 (p70)

	主な感染源は加熱不十分な鶏肉であり，Guillain-Barré症候群を発症する細菌	**カンピロバクター**
	胃に感染し慢性胃炎や胃十二指腸潰瘍，さらに胃癌の原因となる細菌	**ヘリコバクター・ピロリ**
★★	感染すると，男性では前立腺炎や精巣上体炎を，女性の場合は子宮内膜炎を起こす細菌	**トラコーマクラミジア**

LECTURE 9 - 1 個体の生体防御機構 (p72)

★	一度病気にかかると再度かからないといわれる生体防御現象をうみだす狭義の「免疫」	**獲得免疫** (acquired immunity)
	皮膚のバリア機能を担う表皮（重層扁平上皮）を構成する細胞	**ケラチノサイト（角化細胞）**
	粘液・分泌液を産生・分泌し消化・吸収に関与する	**消化管上皮**
	気道内に侵入した異物や病原体を，その運動によって，気道外に排出する	**線毛**
	胃酸を分泌し，胃液の酸性度を高める細胞	**胃の壁細胞**
	他の病原性を有する微生物の増殖の抑制や，それぞれの環境での恒常性の維持に有用なもの	**常在細菌叢**
★	細菌やウイルスなどの病原体の感染や抗腫瘍免疫において，いち早くそれらを排除する方向に作用する防御機構	**自然免疫**

LECTURE 9 - 2 炎 症 (p74)

★★	物理的因子，化学的因子，および生物学的因子に分けられる炎症の因子	**外的因子**
	比較的明確な症状（痛み，かゆみ，発熱，全身倦怠感など）が数日～数週間の限定的な期間に生じる炎症	**急性炎症**
	緩慢で潜在的に進行し，数か月～年余の単位で持続する炎症	**慢性炎症**

LECTURE 9 - 3 発 熱 (p76)

★	炎症が生じた際の全身への影響の1つで，炎症における主要な症状	**発熱**
	発熱を引き起こす物質	**発熱物質** (pyrogen)

LECTURE 9 - 4 ストレス応答 (p78)

★	1936年に，カナダの内分泌学者ハンス・セリエ（Hans Selye）が総括し，その過程やメカニズムの解析を試みた，外界からのさまざまな刺激（ストレス刺激）に対する生体の非特異的反応	**全身適応症候群** (general adaptation syndrome)
	外界からの刺激に対する身体や精神・心理の反応	**ストレス反応** **ストレス応答**
	ストレッサーに対する警告を発して，ストレスに耐えるために内部環境を急速に準備する緊急反応の時期	**警告反応期**
	ストレッサーに対し活動性を高めてバランスを保っている時期	**抵抗期**
	長時間継続するストレッサーに心身が対抗できなくなり，抵抗力が衰え，うつ病などの病的状態の時期	**疲弊期**

LECTURE 10-1 免疫・免疫臓器 (p80)

★★	顆粒球，単球，B細胞を分化，成熟する一次リンパ組織	**骨髄**
★★	T細胞を分化，成熟する一次リンパ組織	**胸腺**
	侵入した病原体・異物をB細胞，樹状細胞，マクロファージが捕捉・分解し，短いペプチドとしてT細胞に抗原提示する免疫臓器	**二次リンパ組織**
★★	二次リンパ組織としての役割を担っている臓器・組織の代表例	**脾臓，リンパ節，扁桃，腸管関連リンパ組織 (GALT)，パイエル板，腸間膜リンパ節など**

LECTURE 10-2 免疫細胞の働き (p82)

★★	白血球中で最も数が多く，微生物の侵入，炎症反応に際して局所に動員され，最も初期の防御反応を行う顆粒球	**好中球**
	主に寄生虫，大きな粒子などの排除にかかわり，アレルギー性炎症，組織の再構築との関連が示唆されている顆粒球	**好酸球**
	好塩基性の顆粒をもち，大型の寄生虫の排除とともに，アレルギー反応にかかわっている顆粒球	**好塩基球**
	白血球の約5%を占める貪食能を有する不均一な細胞集団で，骨髄から末梢組織に遊走すると，マクロファージに分化するもの	**単球**
	貪食能と抗原提示能をもち，大食細胞ともよばれる細胞	**マクロファージ**
	樹枝状の突起を伸ばした形態で貪食能と抗原提示能をもつ細胞	**樹状細胞**
★★	リンパ球であり，表面に膜型免疫グロブリンをもち，形質細胞となって抗体を血中に放出する細胞	**B細胞**
	リンパ球の70～80%を占め，細胞膜表面上にT細胞受容体 (TCR) を発現している細胞集団	**T細胞**

LECTURE 10-3 自然免疫 (p84)

★	外界から体内に侵入しようとする病原体などが体内に侵入した際に，最初に起動する免疫	**自然免疫**
	感染・損傷組織からのシグナルに対応し，感染防御，炎症反応，創傷治癒などをもたらすことで，獲得免疫の起動までの橋渡しの役割を果たす細胞集団	**自然リンパ球 (ILC)**

LECTURE 10-4 獲得免疫 (p86)

	B細胞との相互作用によって互いに活性化する細胞	**ヘルパーT細胞**
	ウイルスや毒素に結合することで感染力や毒性を失わせる働きをする抗体	**中和抗体**
★	B細胞と抗体によって引き起こされる免疫応答	**液性免疫**

LECTURE 11 - 1 免疫グロブリンの構造と働き (p88)

★ 血中で最も豊富で，半減期はアイソタイプの中で最も長く，分子量が小さいため胎盤を通過できる抗体	IgG
IgGの5つのY字構造が互いに結合する5量体の構造をもち，補体の活性化能が強く，病原体などの排除を行う抗体	IgM
★ 粘膜表面に存在し，母乳，唾液，涙液などに含まれ，粘膜における感染防御に重要な役割を担っている抗体	IgA

LECTURE 11 - 2 アレルギー (p90)

★★ IgE抗体により引き起こされ，抗原への曝露からアレルギー症状の発現まで数分～2時間以内と短く，即時型アレルギーとよばれるアレルギー	Ⅰ型アレルギー（即時型）
★★ 細胞性免疫により引き起こされ，ツベルクリン反応と同様の原理で起こるアレルギー	Ⅳ型アレルギー（遅延型）

LECTURE 11 - 3 自己免疫疾患 (p92)

★★ 膠原病の中では最も罹患率が高く，関節の変形・機能障害，間質性肺炎，強膜炎などを呈することがある全身性自己免疫疾患	関節リウマチ（RA）
★★ 身体の近位部に力が入りにくく疲れやすい症状を認め，間質性肺炎や悪性腫瘍の合併は予後が悪化する全身性自己免疫疾患	多発性筋炎
★★ 皮膚や諸臓器の線維化，微小血管障害を特徴とする全身性自己免疫疾患	全身性強皮症
★★ 主たる症状が，視力障害，複視，四肢の麻痺，深部腱反射の亢進，感覚障害，膀胱直腸障害，歩行障害，有痛性強直性痙攣などである中枢神経系の慢性炎症性脱髄疾患	多発性硬化症

LECTURE 11 - 4 免疫不全 (p94)

T細胞数の減少や機能異常，抗体産生の低下を示す中でも重篤なもの	重症複合免疫不全症（SCID）
★★ HIV感染により免疫不全症状を呈し，$CD4^+$T細胞が200個/μL以下になるとリンパ腫，ニューモシスチス肺炎，トキソプラズマ脳症を発症する場合がある続発性免疫不全症	後天性免疫不全症候群（AIDS）

LECTURE 12-1 老化のメカニズム (p96)

★ 個体の生命機能または恒常性維持能力が加齢とともにしだいに失われていく過程	**老化 (senescence)**
染色体の末端にあるTTAGGGの6塩基が繰り返される構造で，細胞分裂が生じるたびに短くなりこの構造が失われると細胞分裂が停止するもの	**テロメア (telomeres)**
体内で作り出される物質で，免疫や感染防御などで抗菌作用を示すが，過度な運動やストレス，喫煙などで過剰に生産されると細胞を傷害し老化へとつながるもの	**活性酸素 [radical (active) oxygen]**

LECTURE 12-2 フレイル (p98)

★ 健康な状態と日常生活におけるサポート・援助が必要な介護状態の中間を意味する概念	**フレイル (frailty)**
★★「筋肉量が減少し，筋力や身体機能が低下している状態」を示す概念	**サルコペニア**
運動器の障害のために運動機能の低下をきたし，要介護や寝たきりになる危険が高い状態	**ロコモティブ・シンドローム (locomotive syndrome)**

LECTURE 12-3 低栄養 (p100)

★ 低栄養を引き起こす要因（4種類）	**身体的要因，病的要因，社会的要因，医原的要因**
低栄養の早期発見・早期診断のため，2018年に米国，欧州，アジア（日本を含む）の関係学会の代表者が討議し作成された，国際的な低栄養の診断基準	**GLIM (The Grobal Leadership Initiative on Malnutrition) criteria**

LECTURE 12-4 個体の死 (p102)

個体の死を判定する際に用いられる3徴候	**①心拍動の停止 ②自発呼吸の停止 ③対光反射の消失・瞳孔散大**

LECTURE 13 - 1 感染症と感染経路 (p104)

	感染成立の３要素	①感染源（病原体を含むもの） ②感染経路 ③感受性宿主（感受性があり感染・発病しやすい人）
★★	感染者が咳などをした際の飛沫（しぶき）に含まれる病原体が，口・鼻などの粘膜に付着して体内に侵入し感染が成立し，インフルエンザ，風疹，百日咳，流行性耳下腺炎などの主な感染経路	**飛沫感染**
★★	病原体を含むエアロゾルを空気とともに吸入して感染が成立し，結核，麻疹，水痘，新型コロナウイルス感染症（COVID-19）の主な感染経路	**空気感染**

LECTURE 13 - 2 呼吸器感染症 (p106)

★★	誤嚥した物に含まれる細菌などが気管から肺に達して増殖し炎症が起きた状態で，高齢者の肺炎の７割以上を占める疾患	**誤嚥性肺炎**
	新しい病原体による感染症の総称	**新興感染症**
★★	誤嚥性肺炎の予防としてたとえ誤嚥しても肺炎になりにくくするためのケア	**口腔ケア**

LECTURE 13 - 3 消化器感染症 (p108)

★★	胃・十二指腸潰瘍の原因となる他，慢性萎縮性胃炎や胃がんの発生にも深く関連している胃に感染する病原微生物	**ヘリコバクター・ピロリ（ピロリ菌）**
	肝炎ウイルスのうち，経口感染であるもの	**A型とE型**
★★	抗菌薬投与後に併発する下痢症であり，手作業の加工食品（調理人の手指を介した汚染）を介して感染する感染症原因菌	**メチシリン耐性黄色ブドウ球菌（MRSA）**

LECTURE 13 - 4 皮膚・血液を介する感染症 (p110)

★★	ヒゼンダニが皮膚の角質層に寄生する疾患で，高齢者介護施設や養護施設などで集団発生がみられる感染症	**疥癬（かいせん）**
★★	性行為による感染が最も多いが血液感染や母子感染もあり，治療法の確立により予後が飛躍的に改善し，コントロール可能となった慢性疾患	**HIV感染症**

LECTURE 14-1 予防接種とワクチン (p112)

	予防接種したにもかかわらず，免疫が有効なレベルまで達しないこと	一次性ワクチン不全
	ワクチン接種により獲得された免疫が，時間の経過とともに減衰してしまうこと	二次性ワクチン不全
	ワクチン接種で抗原が刺激され，免疫誘導された後に，同じ抗原で再度刺激されるとより強力な免疫力が成立すること	追加免疫効果（ブースター効果）
★★	血液媒介感染をする病原体としては最も感染力が強いため，感染予防にワクチン接種が有効な疾患	B型肝炎

LECTURE 14-2 標準予防策，感染経路別予防策とリハビリテーション時の感染対策 (p114)

★	すべての患者を対象に行う感染予防策	標準予防策
	標準予防策に加えることで予防がより強固なものとなる，病原体によって異なる感染経路別の予防策	感染経路別予防策

LECTURE 14-3 院内感染防止体制 (p116)

	病院内における感染対策を全体的に統括し，院内衛生環境の整備，院内感染対策マニュアルの作成，スタッフへの感染対策教育などにも日常的に取り組み，院内感染の予防や感染発生時の拡大防止に中心的な役割を果たす委員会	感染対策委員会
★★	定期的な病棟ラウンド（巡視），院内感染サーベイランス，感染対策委員会への事例報告，具体的な感染対策の計画と提案，現場への介入などを実施する，日常的に院内の感染対策を担う実践チーム	感染対策チーム（ICT：Infection Control Team）

LECTURE 14-4 集団感染事例発生時の対応 (p118)

★	集団発生を疑った際に，原因となる病原体の伝播経路に応じて実施する初期対応	患者の隔離
	初期対応の有効性を評価するための，新規患者発生の有無の継続的な監視	サーベイランス

MEMO

PT・OT国家試験過去問題

p134〜149では，本書で学んだ内容（生物学・生体防御学）を学ぶ前提となる内容，発展的内容から広く関連する過去問題をPT・OTでは10年分，STでは8年分掲載している．

第54〜58回の出題数

総計：154問
毎年平均：約31問
PT専門：38問
OT専門：26問
専門基礎：90問

第54〜58回の頻出領域

内分泌（ホルモン）から22問→CHAPTER 7
神経系・消化・代謝から18問→CHAPTER 5
アレルギーと免疫異常から18問→CHAPTER 11
感染症，院内感染対策から16問→CHAPTER 13，14
個体の老化から15問→CHAPTER 12

CHAPTER 2

細胞内小器官の働きで正しいのはどれか．

1. 中心小体は転写を開始する．
2. リソゾームはATPを合成する．
3. 粗面小胞体で蛋白質が合成される．
4. Golgi装置で細胞内の物質を分解する．
5. ミトコンドリアは細胞分裂において染色体の分離を担う．

解答　3

（58回・専門基礎・午前61）　LECTURE 2-1

細胞小器官について**誤っている**のはどれか．

1. ミトコンドリアはDNAを持つ．
2. リソソームは加水分解酵素を持つ．
3. Golgi装置はリボソームを形成する．
4. ペルオキシソームは酸化酵素を持つ．
5. 粗面小胞体ではタンパク質が合成される．

解答　3

（56回・専門基礎・午前61）　LECTURE 2-1

細胞について**誤っている**のはどれか．

1. 細胞膜は二重膜である．
2. 細胞膜は主にリン脂質から構成される．
3. ミトコンドリアではATP生成を行っている．
4. リボソームは蛋白質とDNAから構成される．
5. Na^+-K^+ポンプにより細胞内のNa^+は低く保たれる．

解答　4

（55回・専門基礎・午後61）　LECTURE 2-1

細胞内小器官の働きで正しいのはどれか．

1. 滑面小胞体はATPを合成する．
2. Golgi装置は蛋白質を修飾する．
3. ミトコンドリアはグリコーゲンを分解する．
4. ライソソームは蛋白質を合成する．
5. リボソームは細胞内の物質を分解する．

解答　2

（53回・専門基礎・午前60）　LECTURE 2-1

細胞分裂の開始に関わるのはどれか．

1. Golgi〈ゴルジ〉装置
2. 中心小体
3. ミトコンドリア
4. リソソーム
5. リボソーム

解答　2

（52回・専門基礎・午後60）　LECTURE 2-1

細胞膜電位について**誤っている**のはどれか．

1. 静止膜電位は負の値である．
2. 活動電位は全か無の法則に従う．
3. 活動電位の発火直後には不応期が存在する．
4. 脱分極で極性が正の部分をオーバーシュートという．
5. カリウムイオンは脱分極のときに細胞外から細胞内に移動する．

解答　5

（52回・専門基礎・午前61）　LECTURE 2-2

遺伝情報伝達で正しいのはどれか.

1. リボゾームRNAはATP産生に関与する.
2. DNAではアデニンはシトシンと結合している.
3. 核の中のすべてのDNAの塩基配列をゲノムという.
4. DNAから転移RNA〈tRNA〉に塩基配列が転写される.
5. 伝令RNA〈mRNA〉上では2個の塩基の組合せが1つの暗号の単位を形成する.

解答 3

(54回・専門基礎・午前61) LECTURE 2-3

染色体と細胞分裂について正しいのはどれか.

1. 常染色体は46個ある.
2. Y染色体はX染色体より大きい.
3. 減数分裂は生殖細胞にみられる.
4. 細胞分裂は小胞体の移動から始まる.
5. トリソミーとは性染色体が3個ある状態である.

解答 3

(50回・専門基礎・午後60) LECTURE 2-3

疾患と遺伝形式の組合せで正しいのはどれか.

1. 筋強直性ジストロフィー ―――― 常染色体優性遺伝
2. 脊髄性進行性筋萎縮症 ―――― 伴性劣性遺伝
3. Becker型筋ジストロフィー ―――― 常染色体劣勢遺伝
4. Duchenne型筋ジストロフィー ―――― 常染色体優性遺伝
5. Huntington病 ―――― 伴性劣性遺伝

解答 1

(56回・専門基礎・午前90) LECTURE 2-4

性染色体異常で発症するのはどれか. **2つ選べ.**

1. Down症候群
2. Marfan症候群
3. Turner症候群
4. Williams症候群
5. Klinefelter症候群

解答 3, 5

(54回・専門基礎・午前85) LECTURE 2-4

Down症候群で正しいのはどれか.

1. 転座型の場合は両親に転座があることは少ない.
2. 出現頻度は母親の出産年齢に影響されない.
3. 21番染色体の異常がみられる.
4. 両親に対する愛着は少ない.
5. 知的障害はみられない.

解答 3

(51回・専門基礎・午後93) LECTURE 2-4

CHAPTER 3

退行性病変はどれか.

1. 萎 縮
2. 化 生
3. 肥 大
4. 異形成
5. 過形成

解答 1

(58回・専門基礎・午前75) LECTURE 3-3

良性腫瘍と比較した悪性腫瘍の特徴はどれか.

1. 皮膜を有する.
2. 発育速度は遅い.
3. 浸潤性に発育する.
4. 細胞の分化度が高い.
5. 細胞の核分裂が少ない.

解答 3

(58回・専門基礎・午後78) LECTURE 3-4

良性腫瘍と比較した悪性腫瘍の特徴はどれか．
1．異型性が低い．
2．播種がみられる．
3．細胞の分化度が高い．
4．圧排性の発育形式をとる．
5．周囲との境界が明瞭である．

解答　2

（49回・専門基礎・午前76）　LECTURE 3-4

CHAPTER 4

内胚葉に由来するのはどれか．
1．中枢神経
2．腸　管
3．血　管
4．筋
5．骨

解答　2

（51回・専門基礎・午前51）　LECTURE 4-2

外胚葉から発生するのはどれか．**2つ選べ**．
1．乳　腺
2．卵　巣
3．甲状腺
4．松果体
5．上皮小体

解答　1，4

（55回・専門基礎・午後52）　LECTURE 4-4

外胚葉から発生するのはどれか．
1．脳
2．心　臓
3．膀　胱
4．卵　巣
5．骨格筋

解答　1

（52回・専門基礎・午前51）　LECTURE 4-4

CHAPTER 5

副交感神経の作用で抑制されるのはどれか．
1．膵液分泌
2．気管支筋収縮
3．房室伝導速度
4．直腸平滑筋収縮
5．グリコーゲン合成

解答　3

（58回・専門基礎・午後65）　LECTURE 5-1

交感神経および副交感神経の両方の刺激で促進されるのはどれか．
1．発　汗
2．心　拍
3．胃の蠕動
4．唾液腺分泌
5．立毛筋収縮

解答　4

（56回・専門基礎・午後62）　LECTURE 5-1

自律神経系の機能をもつのはどれか．
1．視神経
2．滑車神経
3．三叉神経
4．迷走神経
5．舌下神経

解答　4

（55回・専門基礎・午前51）　LECTURE 5-1

交感神経の作用はどれか．
1．瞳孔を縮小させる．
2．排尿を促進させる．
3．気管支を拡張させる．
4．心拍数を減少させる．
5．胃腸の運動を促進させる．

解答　3

（55回・専門基礎・午前63）　LECTURE 5-1

嫌気的代謝の過程で生成される物質はどれか.

1. アミノ酸
2. クエン酸
3. フマル酸
4. ピルビン酸
5. イソクエン酸

解答　4

(55回・専門基礎・午後69)　LECTURE 5-3

厚生労働省「健康づくりのための身体活動基準2013」で，強度が4METs以上となる運動の例はどれか.

1. 皿洗い
2. ピアノの演奏
3. ラジオ体操第1
4. 植物への水やり
5. 子供を抱えながら立つ

解答　3

(58回・PT専門・午前25)　LECTURE 5-4

エネルギー代謝率の計算式で正しいのはどれか.

1. 内的仕事量÷全仕事量
2. 労作代謝量÷基礎代謝量
3. 基礎代謝量÷基準体表面積
4. 労作代謝量÷安静時代謝量
5. 基礎代謝実測値÷基礎代謝基準値

解答　2

(56回・専門基礎・午前69)　LECTURE 5-4

代謝について正しいのはどれか.

1. エネルギー代謝率〈RMR〉は基礎代謝量を基準とした運動強度である.
2. 基礎代謝量〈BM〉は同性で同年齢ならば体重に比例する.
3. 呼吸商〈RQ〉は摂取する栄養素によらず一定である.
4. 代謝当量〈MET〉は安静臥位時の代謝量を基準とした運動強度である.
5. 特異動的作用〈SDA〉とは食物摂取後の消費エネルギーの減少である.

解答　1

(52回・専門基礎・午後69)　LECTURE 5-4

CHAPTER 6

血球とその働きの組合せで正しいのはどれか．**2つ選べ**.

1. 顆粒球 ―――― 止　血
2. 血小板 ―――― 病原体の貪食
3. 赤血球 ―――― ヘモグロビンの輸送
4. 単　球 ―――― 栄養素の運搬
5. リンパ球 ―――― 抗体の産生

解答　3，5

(58回・専門基礎・午後66)　LECTURE 6-1，10-2

ワルファリンの作用を減弱させるのはどれか.

1. ビタミンA
2. ビタミンB_1
3. ビタミンC
4. ビタミンE
5. ビタミンK

解答　5

(58回・専門基礎・午前85)　LECTURE 6-2

血液凝固因子はどれか．**2つ選べ**.

1. アルブミン
2. トロンビン
3. ヘモグロビン
4. フィブリノゲン
5. エリスロポエチン

解答　2，4

(55回・専門基礎・午前65)　LECTURE 6-2

ワルファリンの作用を減弱させるのはどれか.

1. ビタミンA
2. ビタミンB_6
3. ビタミンB_{12}
4. ビタミンC
5. ビタミンK

解答　5

(52回・専門基礎・午後77)　LECTURE 6-2

慢性腎臓病で正しいのはどれか.

1. 若年者に多い.
2. 血清クレアチニンは筋量に影響を受ける.
3. 蛋白尿の評価には随時尿のみ用いられる.
4. レジスタンストレーニングは禁忌である.
5. 推算糸球体濾過量〈eGFR〉は4つの段階に分類される.

解答　2

(57回・PT専門・午前47)　LECTURE 6-3

長期臥床患者で測定値が1週以上前の状態を反映しているのはどれか.

1. AST
2. 単　球
3. 血　糖
4. 血清アルブミン
5. 尿中クレアチニン

解答　4

(51回・PT専門・午後47)　LECTURE 6-3

移植片対宿主病〈graft versus host disease：GVHD〉について正しいのはどれか.

1. 腸管に好発する.
2. 予後良好である.
3. 自己遊離皮弁術後に生じる.
4. 好中球による免疫反応である.
5. 血液型が一致すれば発症は防止できる.

解答　1

(56回・専門基礎・午後93)　LECTURE 6-4

血友病の臨床症状で最も多いのはどれか.

1. 関節内出血
2. 血小板数減少
3. 出血時間延長
4. 毛細血管拡張
5. リンパ節腫脹

解答　1

(55回・専門基礎・午後92)　LECTURE 6-4

血友病について正しいのはどれか.

1. 脾腫がみられる.
2. 血小板数が減少する.
3. 点状紫斑がみられる.
4. 膝に関節症をきたす.
5. 自己免疫性疾患である.

解答　4

(52回・専門基礎・午後94)　LECTURE 6-4

輸血時に移植片対宿主病が起こる可能性が最も高いのはどれか.

1. 血小板濃厚液
2. 新鮮血
3. 新鮮冷凍血漿
4. 赤血球濃厚液
5. 保存血

解答　2

(51回・専門基礎・午前75)　LECTURE 6-4

CHAPTER 7

腎臓から分泌されるホルモンはどれか. **2つ選べ.**

1. レニン
2. メラトニン
3. カルシトニン
4. バソプレシン
5. エリスロポエチン

解答　1, 5

(58回・専門基礎・午前57)　LECTURE 7-2

下垂体前葉から分泌されるホルモンはどれか.

1. メラトニン
2. オキシトシン
3. バソプレシン
4. プロラクチン
5. アルドステロン

解答　4

(58回・専門基礎・午後62)　LECTURE 7-2

ホルモンの産生で正しいのはどれか．
1．エリスロポエチンは骨髄で産生される．
2．グルカゴンはLangerhans〈ランゲルハンス〉島B細胞で産生される．
3．ソマトスタチンは黄体で産生される．
4．トリヨードサイロニンは上皮小体で産生される．
5．バソプレシンは視床下部で産生される．

解答　5

（54回・専門基礎・午前59）LECTURE 7-2

同一の臓器から分泌されるホルモンの組合せで**誤っている**のはどれか．
1．アルドステロン ――― コルチゾール
2．インスリン ――― グルカゴン
3．エリスロポエチン ――― レニン
4．オキシトシン ――― バソプレシン
5．カルシトニン ――― パラトルモン

解答　5

（52回・専門基礎・午前59）LECTURE 7-2

血糖を上昇させる作用のあるホルモンはどれか．**2つ選べ**．
1．アドレナリン
2．アルドステロン
3．カルシトニン
4．グルカゴン
5．パラトルモン

解答　1，4

（58回・専門基礎・午前67）LECTURE 7-3

副腎皮質ホルモンについて正しいのはどれか．
1．血糖値に影響しない．
2．ストレス時に変動しない．
3．早朝に分泌が最大となる．
4．ペプチドホルモンである．
5．アドレナリンから生合成される．

解答　3

（56回・専門基礎・午前68）LECTURE 7-3

副腎髄質から分泌されるホルモンはどれか．**2つ選べ**．
1．アドレナリン
2．アルドステロン
3．アンドロゲン
4．コルチゾール
5．ノルアドレナリン

解答　1，5

（55回・専門基礎・午前61）LECTURE 7-3

集合管における尿の濃縮に関わるホルモンはどれか．
1．グルカゴン
2．メラトニン
3．オキシトシン
4．パラトルモン
5．アルドステロン

解答　5

（54回・専門基礎・午前68）LECTURE 7-3

血糖を上昇させる作用のあるホルモンはどれか．
1．アドレナリン
2．アルドステロン
3．カルシトニン
4．パラトルモン
5．プロラクチン

解答　1

（54回・専門基礎・午後67）LECTURE 7-3

副甲状腺ホルモンで正しいのはどれか．
1．骨吸収を促進する．
2．好酸性細胞で分泌される．
3．リンの再吸収を促進する．
4．重炭酸イオンの再吸収を促進する．
5．遠位尿細管でのカルシウム再吸収を抑制する．

解答　1

（53回・専門基礎・午前67）LECTURE 7-3

分娩後の乳汁分泌に作用するホルモンはどれか.

1. ドパミン
2. エストロゲン
3. プロラクチン
4. プロゲステロン
5. ゴナドトロピン

解答　3

（52回・専門基礎・午後68） LECTURE 7-2，3

症候と内分泌異常の組合せで正しいのはどれか.

1. 先端巨大症 ――― 下垂体前葉ホルモン欠損
2. 中心性肥満 ――― 副腎皮質機能低下
3. テタニー ――― 副甲状腺機能低下
4. 尿崩症 ――― 抗利尿ホルモン分泌亢進
5. 頻　脈 ――― 甲状腺機能低下

解答　3

（57回・専門基礎・午後94） LECTURE 7-4

CHAPTER 8

神経系の感染症と病原体の組合せで正しいのはどれか.

1. HIV脳症 ――― スピロヘータ
2. 急性灰白髄炎 ――― ウイルス
3. Creutzfeldt-Jakob病 ――― 細　菌
4. 進行麻痺 ――― ウイルス
5. 日本脳炎 ――― 細　菌

解答　2

（54回・専門基礎・午後90） LECTURE 8-2

病原体と腫瘍発生との組合せで**誤っている**のはどれか.

1. A型肝炎ウイルス ――― 肝細胞癌
2. Epstein Barr ウイルス ――― Burkittリンパ腫
3. HTLV-I ――― 成人T細胞白血病
4. ヒトパピローマ ウイルス ――― 子宮頸癌
5. ヘリコバクター・ ピロリ菌 ――― 胃　癌

解答　1

（54回・専門基礎・午前75） LECTURE 8-2，4

細菌感染によるのはどれか.

1. 梅　毒
2. 痘　瘡
3. 風　疹
4. 猩紅熱
5. トラコーマ

解答　1，4，5

（50回・専門基礎・午前77） LECTURE 8-4

CHAPTER 9

急性炎症と比較した場合の慢性炎症の特徴はどれか.

1. 局所の浮腫
2. 白血球の集積
3. フィブリン析出
4. 毛細血管の退縮
5. 血管透過性の亢進

解答　4

（56回・専門基礎・午後76） LECTURE 9-2

炎症と原因の組合せで**誤っている**のはどれか.

1. 外　傷 ――― 物理的原因
2. 日　光 ――― 物理的原因
3. 寄生虫 ――― 生物学的原因
4. 放射線 ――― 化学的原因
5. アルカリ ――― 科学的原因

解答　4

（56回・専門基礎・午後87） LECTURE 9-2

急性炎症と比較した場合の慢性炎症の特徴はどれか.

1. 血管内皮細胞の損傷
2. 血漿蛋白の滲出
3. 好中球の集積
4. サイトカインの分泌
5. 組織の線維化

解答　5

（52回・専門基礎・午前76） LECTURE 9-2

CHAPTER 10

抗体を産生するのはどれか.

1. 赤血球
2. 好中球
3. 好酸球
4. リンパ球
5. 血小板

解答　4

（57回・専門基礎・午前65）　LECTURE 10-2

抗体を産生するのはどれか.

1. 好酸球
2. 好中球
3. 好塩基球
4. 形質細胞
5. マクロファージ

解答　4

（53回・専門基礎・午前64）　LECTURE 10-2，10-4

急性炎症の初期にみられるのはどれか.

1. 乾酪化
2. 線維化
3. 血管新生
4. 好中球遊走
5. 肉芽組織形成

解答　4

（51回・専門基礎・午後75）　LECTURE 10-2

CHAPTER 11

Ⅰ型アレルギーに関与する抗体はどれか.

1. IgA
2. IgD
3. IgE
4. IgG
5. IgM

解答　3

（58回・専門基礎・午前65）　LECTURE 11-2

アレルギーの分類と組織傷害の機序との組合せで正しいのはどれか.

1. Ⅰ型アレルギー ――― 即時型過敏症
2. Ⅱ型アレルギー ――― 細胞性免疫による組織傷害
3. Ⅱ型アレルギー ――― 免疫複合体病
4. Ⅲ型アレルギー ――― 抗体による機能亢進
5. Ⅳ型アレルギー ――― 補体活性化による細胞傷害

解答　1

（54回・専門基礎・午後76）　LECTURE 11-2

視神経脊髄炎で正しいのはどれか.

1. 再発と寛解を繰り返す.
2. レム睡眠行動異常を生じる.
3. 免疫不全状態で罹患しやすい.
4. JCウイルス感染により発症する.
5. 抗コリンエステラーゼ薬で症状が改善する.

解答　1

（55回・専門基礎・午後88）　LECTURE 11-3

多発性筋炎で正しいのはどれか.

1. 男性に多い.
2. 心筋は障害されない.
3. 高い室温では筋力が低下する.
4. 四肢の遠位筋優位に障害される.
5. 間質性肺炎を合併すると予後が悪い.

解答　5

（54回・専門基礎・午後44）　LECTURE 11-3

関節リウマチについて正しいのはどれか.

1. 股関節などの大関節に初発する.
2. 間質性肺炎を合併することが多い.
3. 罹患関節の症状は非対称性に現れる.
4. 半数以上にリウマトイド結節が認められる.
5. 血清アルカリフォスファターゼが高値となる.

解答　2

（53回・専門基礎・午前87）　LECTURE 11-3

多発性硬化症について正しいのはどれか.

1. 女性に多い.
2. 高体温で症状が改善する.
3. 低緯度地域で有病率が高い.
4. Phalenテストが陽性となる.
5. 免疫不全状態で発症しやすい.

解答　1

(53回・専門基礎・午後89)　LECTURE 11-3

手指の血行障害による皮膚の潰瘍を合併しやすいのはどれか.

1. Guillain-Barré症候群
2. Sjögren症候群
3. Basedow病
4. Behcet病
5. 強皮症

解答　5

(51回・専門基礎・午後31)　LECTURE 11-3

男性に多い疾患はどれか.

1. 全身性エリテマトーデス
2. Sjögren症候群
3. 強直性脊椎炎
4. 線維筋痛症
5. 強皮症

解答　3

(49回・専門基礎・午前86)　LECTURE 11-3

免疫不全によって生じやすい疾患はどれか.

1. 肝性脳症
2. ペラグラ脳症
3. Wernicke脳症
4. トキソプラズマ症
5. Creutzfeldt-Jakob病

解答　4

(53回・専門基礎・午前88)　LECTURE 11-4

CHAPTER 12

加齢に伴う生理的変化について正しいのはどれか.

1. 胸腺が肥大する.
2. 筋の収縮速度が速くなる.
3. 視覚の明順応時間は変化しない.
4. 筋量は下肢より上肢の方が減少する.
5. 低音域より高音域が聞こえにくくなる.

解答　5

(51回・PT専門・午前24)　LECTURE 12-1

筋量減少が診断基準に含まれるのはどれか.

1. フレイル
2. サルコペニア
3. ポストポリオ症候群
4. メタボリックシンドロームの予防教育
5. ロコモティブシンドローム

解答　2

(56回・専門基礎・午後84)　LECTURE 12-2

身体的フレイルの特徴で正しいのはどれか. **2つ選べ.**

1. 疲労感が増す.
2. BMIが増加する.
3. 動作が緩慢になる.
4. 寝たきり状態である.
5. Barthel Indexのスコアが高くなる.

解答　1, 3

(54回・PT専門基礎・午前50)　LECTURE 12-2

フレイルの説明で正しいのはどれか.

1. サルコペニアと関連がある.
2. 体重は増加している者が多い.
3. 虚弱高齢者とは区別される病態を有する.
4. 地域在住高齢者での該当者は2%程度である.
5. 精神的な活力の低下は判断の要素に含まれない.

解答　1

(52回・PT専門・午前25)　LECTURE 12-2

CHAPTER 13

主な感染経路と感染症の組合せで正しいのはどれか.

1. 空気感染 ―――― 流行性角結膜炎
2. 空気感染 ―――― 風　疹
3. 接触感染 ―――― 結　核
4. 飛沫感染 ―――― 流行性耳下腺炎
5. 飛沫感染 ―――― 疥　癬

解答　4

（56回・OT専門・午前22）　LECTURE 13-1

飛沫感染するのはどれか.

1. MRSA（メチシリン耐性黄色ブドウ球菌）
2. インフルエンザウイルス
3. *Clostridium difficile*
4. B型肝炎ウイルス
5. 緑膿菌

解答　2

（49回・専門基礎・午前78）　LECTURE 13-1

高齢者の肺炎の特徴として正しいのはどれか.

1. 高熱がみられる.
2. 誤嚥性肺炎が多い.
3. 肺尖部の病巣が多い.
4. 咳反射の亢進がみられる.
5. 死因となる例は減少している.

解答　2

（52回・専門基礎・午前92）　LECTURE 13-2

病原体と主な感染経路の組合せで正しいのはどれか.

1. 結　核 ―――― 経口感染
2. MRSA ―――― 接触感染
3. 破傷風 ―――― 媒介動物による感染
4. A型肝炎 ―――― 血液による感染
5. 帯状疱疹 ―――― 飛沫感染

解答　2

（50回・専門基礎・午前86）　LECTURE 13-1，3

HIV（ヒト免疫不全ウイルス）について**誤っている**のはどれか.

1. HIV感染によりニューモシスチス・カリニ肺炎の発症率が上昇する.
2. AIDS（後天性免疫不全症候群）はHIV感染によって生じる.
3. AIDS発症の抑制に有効な治療薬がある.
4. HIVは喀痰から感染する危険が高い.
5. HIVはTリンパ球を死滅させる.

解答　4

（50回・専門基礎・午後86）　LECTURE 13-4

CHAPTER 14

肝炎について正しいのはどれか.

1. A型肝炎の慢性化率は約20％である.
2. B型肝炎ワクチンは感染の予防に有効である.
3. C型肝炎のキャリアはHCV抗原が陽性である.
4. 慢性肝炎の原因ウイルスで最も多いのはB型である.
5. 慢性肝炎においては急性増悪期を過ぎても運動制限を行う.

解答　2

（53回・専門基礎・午後94）　LECTURE 14-1

75歳の女性．誤嚥性肺炎．喀痰培養でMRSAを検出した．マスク，手袋，ガウンを装着し病棟個室で肺理学療法を開始した.

感染予防策について正しいのはどれか.

1. N95マスクを装着する.
2. 個室のドアは開放してはならない.
3. ガウンは退室時病室内で脱いで廃棄する.
4. 退室時手袋を装着したままドアノブに触れて開ける.
5. 手袋を装着していれば手指消毒は不要である.

解答　3

（56回・PT専門・午前1）　LECTURE 14-2

標準予防策〈standard precautions〉において，正しいのはどれか．

1. 手洗いは温水で行う．
2. 汗に触れるときは手袋を着用する．
3. 感染のある患者のみを対象とする．
4. 目の粘膜汚染を防ぐためのゴーグルは眼鏡で代用できる．
5. 創傷皮膚に触れてしまったときは，他の部位に触れる前に手洗いをする．

解答 5

（56回・PT専門・午後50） LECTURE 14-2

標準予防策〈standard precautions〉について正しいのはどれか．

1. 手洗いは7秒以内で行う．
2. 手袋着用前は手洗いの必要はない．
3. 感染症患者を隔離することが含まれる．
4. 患者同士の接触による感染予防が目的である．
5. すべての患者の排泄物は感染性があるとみなす．

解答 5

（56回・OT専門・午後50） LECTURE 14-2

感染症への対応で正しいのはどれか．

1. B型肝炎患者は個室での訓練を原則とする．
2. 開放性結核患者の病室では予防衣を着用する．
3. HIV患者の唾液に触れたら抗体検査を受ける．
4. C型肝炎患者の使用道具はアルコール消毒する．
5. インフルエンザ患者は解熱後翌日から作業療法室で訓練を開始できる．

解答 2

（55回・OT専門・午前50） LECTURE 14-2

作業療法室に咳き込む入院患者が来室した際，その患者への適切な指導はどれか．

1. 手袋の着用を促す．
2. 咳をするときは手でしっかりと口を覆うよう促す．
3. 病室に戻ってからしっかりと手指衛生を行うよう促す．
4. 装着が可能であればサージカルマスクを着けるよう促す．
5. 呼吸器感染症があれば他の患者と45 cm以上距離を空けるよう促す．

解答 4

（54回・OT専門・午前40） LECTURE 14-2

感染予防策と用いられる方法の組合せで正しいのはどれか．

1. 接触感染予防策 ―― 手袋の使用
2. 接触感染予防策 ―― サージカルキャップの使用
3. 空気感染予防策 ―― ガウンの使用
4. 空気感染予防策 ―― サージカルマスクの使用
5. 標準予防策 ―――― N95マスクの使用

解答 1

（50回・OT専門・午前30） LECTURE 14-2

院内感染対策として**適切でない**のはどれか．

1. 二次感染の防止
2. 感染経路の把握
3. ガウンテクニック
4. 抗菌薬の予防的投与
5. 院内ガイドラインの作成

解答 4

（50回・専門基礎・午後82） LECTURE 14-3

MEMO

ST国家試験過去問題

第20～25回の出題数

総計：32問
毎年平均：約6問

第20～25回の頻出領域

内分泌（ホルモン）から7問→CHAPTER 7
感染症，院内感染対策から5問→CHAPTER 13，14
アレルギーと免疫異常から3問→CHAPTER 11

CHAPTER 2

ヒトの細胞について**誤っている**のはどれか.

1. 粗面小胞体ではタンパク質が合成される.
2. ミトコンドリアはATPを産生する.
3. 核内にはDNAが存在する.
4. 細胞膜は脂質二重層である.
5. 細胞内で最も多い陽イオンはナトリウムイオンである.

解答　5

（20回・午後1）　LECTURE 2-1

正しいのはどれか.

1. ヒトの体細胞の染色体は42本である.
2. 男性の性染色体はＹＹの組合せである.
3. 女性の性染色体はＸＸの組合せである.
4. 伴性劣性遺伝では父親から娘に遺伝する.
5. 伴性劣性遺伝では母親から娘に遺伝する.

解答　3

（17回・午後5）　LECTURE 2-3

正しいのはどれか.

1. 卵子の性染色体はX染色体だけである.
2. 女性の性染色体はXY型である.
3. ヒトの体細胞の染色体は22対ある.
4. トリソミーは性染色体異常症である.
5. 伴性劣性（潜性）遺伝病は父親から娘に遺伝する.

解答　1

（25回・午前5）　LECTURE 2-4

CHAPTER 3

悪性腫瘍の**特徴でない**のはどれか.

1. 浸潤性の発育
2. 緩やかな増殖
3. 核の異型性
4. 中心壊死
5. 遠隔臓器への転移

解答　2

（21回・午前5）　LECTURE 3-4

CHAPTER 4

誤っている組合せはどれか.

1. 神　経 ―――― 外胚葉
2. 筋　肉 ―――― 中胚葉
3. 真　皮 ―――― 中胚葉
4. 肝　臓 ―――― 内胚葉
5. 血　管 ―――― 内胚葉

解答　5

（24回・午後2）　LECTURE 4-3

CHAPTER 5

自律神経について**誤っている**のはどれか.

1. 交換神経節前線維からはアセチルコリンが放出される.
2. 副交換神経節後線維からはアセチルコリンが放出される.
3. 唾液分泌は副交感神経によって促進される.
4. 胃腸管の運動は副交感神経刺激によって促進される.
5. 副交感神経刺激で散瞳する.

解答　5

（21回・午前4）　LECTURE 5-1

CHAPTER 6

核が**ない**のはどれか.

a. 赤血球
b. 好中球
c. リンパ球
d. 好酸球
e. 血小板

1. a, b　2. a, e　3. b, c　4. c, d　5. d, e

解答　2

(21回・午前2)　LECTURE 6-1

CHAPTER 7

誤っている組合せはどれか.

1. グルカゴン ―――― 膵　臓
2. アドレナリン ―――― 副腎髄質
3. オキシトシン ―――― 下垂体後葉
4. プロラクチン ―――― 卵　巣
5. エリスロポエチン ―― 腎　臓

解答　4

(25回・午前4)　LECTURE 7-2, 7-3

内分泌器官とホルモンとの組合せで**誤っている**のはどれか.

1. 視床下部 ―――― アンギオテンシン
2. 下垂体前葉 ―――― プロラクチン
3. 下垂体後葉 ―――― オキシトシン
4. 松果体 ―――― メラトニン
5. 副腎髄質 ―――― カテコラミン

解答　1

(22回・午前3)　LECTURE 7-2

誤っている組合せはどれか.

1. オキシトシン ―― 下垂体後葉
2. アドレナリン ―― 副　腎
3. メラトニン ―― 松果体
4. 成長ホルモン ―― 甲状腺
5. インスリン ―― 膵　臓

解答　4

(19回・午前5)　LECTURE 7-2

橋本病でみられる症状はどれか.

a. 便　秘
b. 頻　脈
c. 発　汗
d. 眼球突出
e. 粘液水腫

1. a, b　2. a, e　3. b, c　4. c, d　5. d, e

解答　2

(23回・午後6)　LECTURE 7-4

クッシング症候群で**みられない**のはどれか.

a. 肥　満
b. 満月様顔貌
c. 高血糖
d. 徐　脈
e. 低血圧

1. a, b　2. a, e　3. b, c　4. c, d　5. d, e

解答　5

(21回・午前7)　LECTURE 7-4

ホルモンと作用との組合せで**誤っている**のはどれか.

1. アンギオテンシン ― 血圧上昇
2. インスリン ―― 血糖上昇
3. アドレナリン ―― 心拍数増加
4. 副甲状腺ホルモン ― 血中カルシウム濃度上昇
5. 糖質コルチコイド ― 抗炎症作用

解答　2

(20回・午前5)　LECTURE 7-4

甲状腺機能亢進症の症状はどれか.

1. 徐　脈
2. 皮膚乾燥
3. 体重減少
4. 寒がり
5. 精神機能鈍麻

解答　3

(20回・午前7)　LECTURE 7-4

誤っている組合せはどれか.

1. バセドウ病 ——————— 頻　脈
2. 成長ホルモン分泌過剰 ——— 末端肥大症
3. クッシング症候群 ————— 満月様顔貌
4. 褐色細胞腫 ——————— 徐　脈
5. 下垂体後葉機能低下 ———— 尿崩症

解答　4

（18回・午前16）　LECTURE 7-4

CHAPTER 11

誤っている組合せはどれか.

1. 気管支喘息 —————— Ⅰ型アレルギー
2. 不適合輸血 —————— Ⅱ型アレルギー
3. ツベルクリン反応 ——— Ⅲ型アレルギー
4. 接触性皮膚炎 ————— Ⅳ型アレルギー
5. アレルギー性鼻炎 ——— Ⅰ型アレルギー

解答　3

（18回・午後14）　LECTURE 11-2

自己免疫疾患**でない**のはどれか.

1. 橋本病
2. 気管支喘息
3. 関節リウマチ
4. シェーグレン症候群
5. 全身性エリテマトーデス

解答　2

（24回・午後4）　LECTURE 11-3

膠原病について**誤っている**組合せはどれか.

1. 関節リウマチ ————— 多発性関節変形
2. 全身性エリテマトーデス — 蝶形紅斑
3. 強皮症 ——————— レイノー症状
4. 結節性多発動脈炎 ——— ドライマウス
5. 皮膚筋炎 ——————— ヘリオトロープ疹

解答　4

（23回・午後5）　LECTURE 11-3

CHAPTER 13

空気感染するのはどれか.

a. 麻　疹
b. 風　疹
c. B型肝炎
d. 腸管出血性大腸炎
e. 結　核

1. a，b　2. a，e　3. b，c　4. c，d　5. d，e

解答　2

（24回・午前1）　LECTURE 13-1

要介護高齢者に対する口腔ケアで予防効果がみられるのはどれか.

1. C型肝炎
2. 口部ジスキネジア
3. 顎関節症
4. 誤嚥性肺炎
5. 三叉神経痛

解答　4

（23回・午前18）　LECTURE 13-2

HIV感染症について**誤っている**のはどれか.

1. 慢性的な合併症として骨粗鬆症がある.
2. HIVはCD4陽性Tリンパ球やマクロファージに感染する.
3. HIV感染による免疫障害は身体障害者福祉法にて内部障害と認定される.
4. 世界的にみると新規HIV感染者数は増加している.
5. 日本では性感染が新規感染の大多数を占める.

解答　4

（25回・午前7）　LECTURE 13-4

肝胆膵疾患と原因との組合せで**誤っている**のはどれか.

1. 膵　炎 —————— 大量飲酒
2. 胆囊炎 —————— 胆　石
3. 慢性肝炎 ————— E型肝炎ウイルス感染
4. 急性ウイルス性肝炎 — A型肝炎ウイルス感染
5. 肝細胞癌 ————— C型肝炎ウイルス感染

解答　3

（24回・午後6）　LECTURE 13-4

CHAPTER 14

小児の予防接種のうち任意接種はどれか.

a. インフルエンザ菌b型

b. 肺炎球菌

c. インフルエンザウイルス

d. ムンプスウイルス

e. 風疹ウイルス

1. a, b　2. a, e　3. b, c　4. c, d　5. d, e

解答　4

(23回・午前8)　LECTURE 14-1

ワクチンの任意接種が行われるのはどれか.

a. 肺炎球菌　b. インフルエンザ菌　c. 大腸菌

d. ブドウ球菌　e. A群溶血性連鎖球菌

1. a, b
2. a, e
3. b, c
4. c, d
5. d, e

解答　1

(20回・午後7)　LECTURE 14-1

感染症対策で**誤っている**のはどれか.

1. 標準予防策ではすべての患者を対象とする.
2. 痰は湿性生体物質である.
3. 空気感染では手洗いを重視する.
4. ドアのノブからの感染は間接感染である.
5. 個人保護具を脱ぐときは最初に手袋を外す.

解答　3

(21回・午後1)　LECTURE 14-2

文献一覧

CHAPTER 2

1）野上晴雄・藤原　研（編著）：Qシリーズ　新組織学　改訂第7版．日本医事新報社，2020.
2）牛木辰夫：入門組織学　改訂第2版．南江堂，2013.
3）藤田尚男・藤田恒夫：標準組織学　総論　第5版．医学書院，2015.
4）岡田隆夫：カラーイラストで学ぶ　集中講義生理学　改訂第2版．メジカルビュー社，2014.
5）竹内昭博：Qシリーズ　新生理学 第7版．日本医事新報社，2019.
6）白澤信行：Qシリーズ　新発生学　改訂第4版．日本医事新報社，2012.
7）Sadler TW：ラングマン 人体発生学 正常と異常．第6版．医歯薬出版，1991.

CHAPTER 3

1）Tortora GJ, Derrickson B（著），佐伯由香（編訳）：トートラ人体解剖生理学 原書11版．丸善出版，2020.
2）東京大学生命科学教科書編集委員会（編）：理系総合のための生命科学 第4版．羊土社，2018.

引用文献

1）Tortora GJ, Derrickson B（著），佐伯由香（編訳）：トートラ人体解剖生理学 原書11版．丸善出版，2020.
2）東京大学生命科学教科書編集委員会（編）：理系総合のための生命科学 第4版．羊土社，2018.
3）Li C et al：FGFR1 function at the earliest stages of mouse limb development plays an indispensable role in subsequent autopod morphogenesis. 2005 Nov；132（21）：4755-4764.

CHAPTER 4

1）Hamilton, Boyd and Mossman's Human Embryology, Prenatal Development of Form and Function, 4th Edition, WJ Hamilton　& HW Mossman, Cambridge：W. Heffer　& Sons LTD. Baltimore：The Williams　& Wilkins Company, 1972.

CHAPTER 5

1）桑名俊一・荒田晶子（編著）：メディカルスタッフ専門基礎科目シリーズ新版 生理学．p292，pp308-309，理工図書，2019.
2）二宮石雄・他（編）：スタンダード生理学 第3版．p200，文光堂，2013.
3）Ravussin E：A NEAT Way to Control Weight? Science, 307（5709）：530-531, 2005.

CHAPTER 12

1）Greider CW：Telomere length regulation. Annu Rev Biochem, 65：337-365, 1996.
2）吉川敏一（監修），内藤裕二・豊國伸哉（編）：酸化ストレスの医学　改訂第2版．診断と治療社，2014.
3）Katsyuba E et al：De novo NAD+ synthesis enhances mitochondrial function and improves health. Nature 563：354-359, 2018.
4）Saka K et al：Cellular senescence in yeast is regulated by rDNA noncoding transcription. Current Biology, 23（18）：1794-1798, 2013.
5）厚生労働省：後期高齢者の保健事業のあり方に関する研究 総括研究報告書 2015（研究代表者 鈴木隆雄）．https://mhlw-grants.niph.go.jp/project/25215（2023年8月参照）
6）日本歯科医師会：啓発運動「オーラルフレイル」https://www.jda.or.jp/enlightenment/oral/about.html（2023年8月参照）
7）日本眼科啓発会議：アイフレイル啓発公式サイト　アイフレイルとは？ https://www.eye-frail.jp/（2023年8月参照）
8）Fried LP et al.：Cardiovascular Health Study Collaborative Research Group. Frailty in older adults：evidence for a phenotype. J Gerontol A Biol Sci Med Sci 2001；56：M146-56.
9）Satake S, Arai H：The revised Japanese version of the Cardiovascular Health Study criteria（revised J-CHS criteria）. Geriatr Gerontol Int 20（10）：992-993. 2020.
10）内山　靖・他（編）：リハベーシック生化学・栄養学．pp90-91，医歯薬出版，2020.
11）Cederholm T et al：GLIM criteria for the diagnosis of malnutrition - A consensus report from the global clinical nutrition community. Clin Nutr 38：1-9, 2019.
12）臓器の移植に関する法律（平成9年7月16日法律第104号）

CHAPTER 13

1）尾崎米厚・他：アウトブレイクの危機管理―新型インフルエンザ・感染症・食中毒の事例から学ぶ 第2版．pp195-197，医学書院，2012.
2）日本肝臓学会企画広報委員会：肝臓病の理解のために．pp14-21，日本肝臓学会，2020.

CHAPTER 14

1）予防接種ガイドライン等検討委員会：予防接種ガイドライン2022年度版，公益財団法人予防接種リサーチセンター，2022.

2）東京都新たな感染症対策委員会（監修）：東京都感染症マニュアル2018　https://www.fukushihoken.metro.tokyo.lg.jp/iryo/kansen/kansen-manual_2018.html（2023年8月参照）

3）一般社団法人 日本環境感染学会 ワクチン委員会：医療関係者のためのワクチンガイドライン　第3版http://www.kankyokansen.org/uploads/uploads/files/jsipc/vaccine-guideline%EF%BC%BF03.pdf（2023年8月参照）

4）中西貴之（著），宮坂昌之（監修）：今だから知りたいワクチンの科学　効果とリスクを正しく判断するために．技術評論社，2021.

5）公益社団法人　日本リハビリテーション医学会：日本リハビリテーション医学会感染対策指針（COVID-19含む）．2022.

6）厚生労働省：医療機関における院内感染対策マニュアル作成のための手引き（案）［更新版］　https://www.med.nagoya-u.ac.jp/kansenseigyo/kousei2/7.tebiki.pdf（2023年8月参照）

7）向野賢治：COVID-19は空気感染対策に注力を．週刊日本医事新報，5125号，2022.

索　引

INDEX

和文索引

欧 文 索 引

リハベーシック
生物学・生体防御学　ISBN978-4-263-26755-4

2023年10月10日　第1版第1刷発行

編　集　内山　靖
　　　　藤井浩美
　　　　立石雅子
発行者　白石泰夫
発行所　医歯薬出版株式会社
〒113-8612　東京都文京区本駒込1-7-10
TEL.(03) 5395-7628(編集)・7616(販売)
FAX.(03) 5395-7609(編集)・8563(販売)
https://www.ishiyaku.co.jp/
郵便振替番号 00190-5-13816

乱丁，落丁の際はお取り替えいたします．　印刷・真興社／製本・愛千製本所